EL ESLABÓN PERDIDO DE DARWIN

Blue Dragoon Books

El Eslabón Perdido de Darwin

Blue Dragoon Books

Published by Blue Dragoon Books

Art Cover by Blue Dragoon Books

INDICE

INTRODUCCION   5

OBJETIVO DEL LIBRO   9

LOS CROMOSOMAS   43

CREACION DEL ESLABON PERDIDO   63

BIOGRAFIA DE DARWIN   145

EL ORIGEN DE LAS ESPECIES   167

EL GENESIS REVISADO   263

INTRODUCCION

El objetivo del presente libro es poder efectuar una comprobación, la cual debe ser irrefutablemente y que pueda y debe ser considerada que, en el pasado de nuestro planeta, hemos podido ser visitados por extraterrestres.

Adicionalmente trataremos de demostrar que el eslabón perdido de la teoría de la evolución del ser humano, es decir que el eslabón entre el ser humano y el mono es resultado de un estudio y un trabajo genético, el cual fue realizado por estos estos seres extraterrestre en el cromosoma del mono, para lograr hacerlo compatible con los cromosomas de su raza extraterrestre.

De esta forma, ellos pudieron desarrollar un nuevo ser, con características intermedias entre los dos seres y mucho más inteligente que cualquiera de los seres de la Tierra, capaz de poder efectuar sus trabajos los cuales no estaban en la posibilidad ni la capacidad de poder ser realizados por ningún ser originario de la tierra, descargando de esta forma la necesidad requerida que estos seres del otro planeta tuviesen que efectuarlos.

Especialmente se incluyen aquellos trabajos muy arduos y relativamente muy peligrosos como era la minería. Trabajos los cuales no deseaban realizar.

El ser desarrollado por ellos, los seres humanos, tienen algunas características que lo conforman como un hibrido entre los dos seres. Una característica muy peculiar de ellos es que disponen de seis dedos tanto en los pies como en las manos, mientras que el mono dispone únicamente de cinco dedos.

Otra de las características de ellos, es su intelecto y conocimiento, el cual les permitió realizar el viaje de su planeta al nuestro, elemento que no obtuvimos por completo, pero si tenemos la capacidad de poder desarrollarlo.

Todo lo que a continuación vamos a evaluar y a desarrollar, se encuentra basado en unos libros escritos en épocas muy antiguas, desde hace miles de años como una crónica de las vivencias y evidencia dejadas por esos seres, las cuales conforman una herencia o un rastro de su vivencia en la Tierra.

Con mucha suerte, se lograron conseguir varios libros de ellos, los cuales estaban escrito en lenguas muy antiguas. Estos hallazgos, se lograron encontrar en fechas muy recientes en las ruinas de bibliotecas muy antiguas como la de Nínive, la cual contenía más de 20.000 tablillas escritas en letra cuneiforme, escritas hace aproximadamente casi 10.000 años.

Todas estas tablillas fueron llevadas al museo de Londres y han sido traducidas prácticamente en fechas recientes, a los diferentes idiomas actuales. Gracias a ello, se han podido estudiar y evaluar para beneficio del conocimiento humano.

Entre los diferentes libros a los cuales hacemos especial referencia, se encuentra un libro muy antiguo, el denominado "El Libro Perdido de Enki".

EL OBJETIVO DEL LIBRO

El objetivo de la presentación de este libro es la de poder comprobar en una forma irrefutablemente, que, en nuestro pasado, hemos sido visitados por extraterrestre provenientes del planeta Nibirus. Además, es interesante conocer cuál es el eslabón perdido de nuestra evolución, el cual es descrito en forma muy precisa de cómo fue y porque se generó su desarrollo. De esta forma, podremos determinas y reconocer que algunas de nuestras creencias básicas son falsas.

Todo ello está prácticamente basado en varios libros escritos hace muchísimos años y algunas deducciones y conclusiones que hemos tenido que realizar, basado en lo escritos antes mencionados.

Entre los diferentes libros a los cuales nos referiremos, como primero, se encuentra un libro muy antiguo denominado "El Libro Perdido de Enki"

DESCUBRIMIENTO DEL LIBRO PERDIDO DE ENKI

En el siglo XIX, unos arqueólogos descubrieron la antigua capital Asiria, Nínive, en las ruinas del palacio de Asurbanipal una biblioteca, unas 25.000 tablillas de arcilla inscritas con letra cuneiforme.

Este hecho, comprobó que la civilización sumeria floreció en el área de Irak miles de años antes de cualquier otra civilización. Con esta civilización se comprobó que todos los demás pueblos, obtuvieron muchos de sus relatos de la fuente de esta cultura, incluyendo todas sus escrituras.

En este libro se narra, como hace más de medio millón de años, astronautas del planeta Nibirus llegaron a la Tierra buscando el oro. Tras aterrizar, desembarcaron y fundaron la ciudad de Eridú, lo cual significa «Hogar en la Lejanía». Con el tiempo, el asentamiento se expandió para llegar a ser la base de su Misión Tierra.

Afortunadamente, el libro, escrito originalmente en letras cuneiformes, logro poder ser traducido por Zecharia Sitchin.

El mencionado libro, consta de catorce tablillas, escritas por Endubsar, quien era maestro escriba en la ciudad de Eridú, y al servicio del señor Enki, descendiente del gobernante de Nibirus.

En estas tablillas se narra todos los eventos relacionados con los extraterrestres desde antes de la salida de estos señores de su planeta natal Nibirus, hace unos 500.000 años a. C. hasta hace aproximadamente unos 15.000 o 20.000 años.

Precisamente en este libro, se puede identificar cuales el Eslabón Perdido que no se ha podido determinar ni conseguir dentro de la evolución del simio al Hombre

Para finalmente poder evaluar el aporte de la Luna a toda esta gran historia.

El primer libro a desglosar es el "El Libro Perdido de Enki"

EL LIBRO PERDIDO DE ENKI

Este libro narra la historia del planeta Nibirus, su desolación, sus problemas con su atmosfera y los cambios climáticos del mismo. Adicionalmente cuenta cual fue el esfuerzo que realizo para evitar el debilitamiento de esta.

El libro consta del conjunto de catorce tablillas de barro cocido, todas ellas escritas, como se pueden observar, en letras cuneiformes, hace aproximadamente 10.000 años.

A continuación, vamos a enunciar el resumen de cada una de estas tablillas.

Sinopsis de la Primera Tablilla

Lamentación sobre la desolación de Nibirus.

Cómo huyeron los dioses de sus ciudades a medida que se extendía la nube nuclear

Las discusiones en el consejo de los dioses

La fatídica decisión de liberar las Armas de Terror

El origen de los dioses y las armas terribles en Nibirus

Las guerras norte-sur de Nibirus, unificación y normas dinásticas

Ubicación de Nibirus en el sistema solar

La evanescente atmósfera provoca cambios climáticos

Los esfuerzos por obtener oro para evitar el debilitamiento de la atmósfera

Alalu, un usurpador, utiliza armas nucleares para agitar los gases volcánicos

Anu, heredero dinástico, depone a Alalu

Alalu roba una nave espacial y escapa de Nibirus

Representaciones de Nibirus como planeta radiante

Sinopsis de la Segunda Tablilla

La huida de Alalu en una nave espacial con armas nucleares

Pone rumbo a Ki, el séptimo planeta (la Tierra)

Por qué espera encontrar oro en la Tierra

La cosmogonía del sistema solar; el agua y el oro de Tiamat

La aparición de Nibirus desde el espacio exterior

La Batalla Celestial y la ruptura de Tiamat

La Tierra, la mitad de Tiamat, hereda sus aguas y su oro

Kingu, el principal satélite de Tiamat se convierte en la Luna de la Tierra

Nibirus es destinada a orbitar para siempre al Sol

La llegada de Alalu y su aterrizaje en la Tierra

Alalu, al descubrir oro, tiene la suerte de Nibirus en sus manos

Una representación babilónica de la Batalla Celestial

Sinopsis de la Tercera Tablilla

Alalu transmite las noticias a Nibirus, reclama la realeza Anu, asombrado, plantea el asunto ante el consejo real Enlil, el Hijo Principal de Anu, sugiere una verificación in situ Ea, el Primogénito de Anu y yerno de Alalu, es elegido en cambio

Ea equipa con ingenio el barco celestial para el viaje

La nave espacial, pilotada por Anzu, lleva a cincuenta héroes

Superando los peligros, los nibirianos se estremecen ante la visión de la Tierra

Dirigidos por Alalu, amerizan y ganan la costa Eridú, Hogar Lejos del Hogar, se tunda en siete días

Comienza la extracción de oro de las aguas

Aunque la cantidad es minúscula, Nibirus exige la entrega

Abgal, un piloto, elige la nave espacial de Alalu para el viaje

Se descubren armas nucleares prohibidas en la nave espacial

Ea y Abgal sacan las Armas de Terror y las ocultan

Conexión Tierra-Marte (representación hacia el 2500 a.C.)

Sinopsis de la Cuarta Tablilla

Los Nibiriuanos celebran incluso la pequeña cantidad de oro entregada Las pruebas sobre la utilización del oro como escudo atmosférico tienen éxito

Se envían a la Tierra más héroes y nuevos equipos

La extracción de oro de las aguas sigue siendo decepcionante

Ea descubre menas de oro que precisan de una profunda extracción en el Abzu

Enlil, y después Anu, vienen a la Tierra para tomar decisiones cruciales Cuando los hermanastros se pelean, las suertes deciden las tareas

Ea, renombrado Enki (Señor de la Tierra), va al Abzu Enlil se queda para desplegar instalaciones permanentes en el Edin

Mientras Anu se prepara para partir, es atacado por Alalu

Los Siete Que Juzgan sentencian a Alalu al exilio en Lahmu

Ninmah, hija de Anu y oficial médico, es enviada a la Tierra

Al hacer una parada en Lahmu (Marte)

Ninmah encuentra muerto a Alalu

Una roca, tallada con el aspecto del rostro de Alalu, le sirve de tumba Se le da a Anzu el mando de la Estación de Paso en Lahmu

Enki representado como dios de las aguas y la minería

Sinopsis de la Quinta Tablilla

Ninmah llega a la Tierra con un grupo de enfermeras Hace entrega de semillas para plantas que proporcionarán un elixir

Lleva noticias a Enlil de su hijo extramatrimonial Ninurta En el Abzu, Enki establece una morada e instalaciones mineras

En el Edin, Enlil construye instalaciones espaciales y de otros tipos Los nibirianos en la

Tierra («Anunakis») suman seiscientos Trescientos «Igigi» operan las instalaciones en Lahmu (Marte) Estando exiliado por la violación de su acompañante Sud, Enlil se entera de las armas escondidas Sud se convierte en la esposa de Enlil, le da un hijo (Nannar)

Ninmah se une a Enki en el Abzu, le da hijas

Ninki, esposa de Enki, llega con el hijo de ambos, Marduk

A medida que Enki y Enlil engendran más hijos, se forman clanes en la Tierra Acosados por las privaciones, los Igigi lanzan un golpe contra Enlil

Ninurta derrota a su líder, Anzu, en las batallas aéreas Los Anunakis, obligados a producir oro con más rapidez, se amotinan

Enlil y Ninurta denuncian a los amotinados Enki sugiere la creación artificial de Trabajadores Primitivos

Enlil, Ninmah, Enki e Isimud (Representación súmenla)

Sinopsis de la Sexta Tablilla

Enki revela un secreto a los incrédulos líderes: en el Abzu deambula un ser salvaje similar a los Anunakis; acrecentando su esencia vital con la de los Anunakis, se le podrá elevar hasta convertirle en un Trabajador Primitivo inteligente.

La creación pertenece al Padre de Todo Principio, gritó Enlil

Sólo le daremos nuestra imagen a un ser ya existente, arguyó Ninmah

Necesitando urgentemente el oro para sobrevivir, los líderes votan Sí

Enki, Ninmah y Ningishzidda, hijo de Enki, comienzan los experimentos

Tras muchos fracasos, se consigue el modelo-perfecto Adamu

Ninmah grita triunfante: ¡Mis manos lo han hecho!

Se la renombra Ninti («Dama de la Vida») por su logro

Ninki, la esposa de Enki ayuda a crear a Ti-Amat, una hembra Terrestre

Los terrestres, siendo híbridos, se emparejan, pero no procrean

Ningishzidda añade dos ramas de esencia al Árbol de la Vida de los Terrestres

Al descubrir los acontecimientos no aprobados, Enlil expulsa a los Terrestres

La doble hélice del ADN, emblema de Ninghishzidda

Sinopsis de la Séptima Tablilla

De regreso al Abzu, Adamu y Ti-Amat tienen hijos Los Terrestres proliferan, trabajando en las minas y como sirvientes

Nacen los nietos de Enlil, los gemelos Utu e Inanna

Las parejas Anunakis tienen otros descendientes en la Tierra

Los cambios climáticos provocan penurias en la Tierra y en Lahmu

La aproximación orbital de Nibirus viene acompañada de trastornos

Enki y Marduk exploran la Luna, la encuentran inhóspita

Enki determina las constelaciones y el Tiempo Celestial

Amargado por su propia suerte, Enki le promete a Marduk la supremacía

Anu ordena a Utu, no a Marduk, la creación de un nuevo espacio puerto

Enki encuentra y se empareja con dos hembras Terrestres

Una tiene un hijo, Adapa, la otra una hija, Titi Enki mantiene en secreto su paternidad y los cría como expósitos

Adapa, sumamente inteligente, se convierte en el primer Hombre Civilizado

Adapa y Titi se emparejan, tienen dos hijos: Kain y Abael

Utu (Shamash) e Inanna (Ishtar)

Sinopsis de la Octava Tablilla

La amplia comprensión de Adapa asombra a los sabios en Nibirus.

Por orden de Anu, llevan a Adapa a Nibirus.

El primer viaje espacial de un Terrestre Enki revela a Anu la verdad de su paternidad de Adapa Enki justifica su acción por la necesidad de alimentos Se envía de vuelta a Adapa para que comience con la agricultura y el pastoreo Enlil y Enki crean semillas de cultivo y linajes de ovejas

Ninurta enseña el cultivo a Ka-in

Marduk le enseña a Abael el pastoreo y la elaboración de la lana Luchando por el agua, Ka-in golpea y da muerte a Abael

Ka-in es juzgado por asesinato y sentenciado al exilio

Adapa y Titi tienen otros descendientes que se casan entre ellos

En su lecho de muerte, Adapa bendice a su hijo Sati como su heredero

Un descendiente, Enkime, es llevado a Lahmu por Marduk

Ninurta y su símbolo del Águila Divina

Sinopsis de la Novena Tablilla

La Humanidad prolifera; el linaje de Adapa sirve como realeza Desafiando a Enlil, Marduk se casa con una mujer Terrestre

Trastornos celestiales y cambios climáticos afectan a Lahmu

Los Igigi descienden a la Tierra, toman a mujeres Terrestres como esposas

El promiscuo Enki engendra un hijo humano, Ziusudra

Sequías y pestes causan sufrimientos en la Tierra

Enlil lo ve como una retribución por el hado, quiere volver a casa

Ninmah, envejecida por los ciclos de la Tierra, también quiere volver

Un emisario misterioso les advierte que no desafíen su destino

Aumentan las señales de la inminencia de un calamitoso Diluvio

La mayoría de los Anunakis empieza a partir hacia Nibirus Enlil impone un plan para dejar que la Humanidad perezca Enki y Ninmah empiezan a preservar las Simientes de Vida de la Tierra El resto de los Anunakis se prepara para el Día del Diluvio Nergal, Señor del Mundo Inferior, ha de dar el aviso

Enki divulga el secreto del Diluvio

Sinopsis de la Décima Tablilla

El misterioso emisario se le aparece a Enki en una visión-sueño

A Enki se le dice que salve a la Humanidad a través de su hijo Ziusudra

Mediante un subterfugio, Enki instruye a Ziusudra para que construya un submarino

Un navegador sube a bordo, llevando las simientes de vida de la Tierra La cercanía de Nibirus provoca el deslizamiento de la placa de hielo de la Blanca tierra

La ola resultante sume a la Tierra bajo las aguas

Los Anunakis que se quedaron se lamentan de la calamidad desde la órbita terrestre

Las aguas se retiran; la embarcación de Ziusudra se posa en el Monte de la salvación

Descendiendo en un Torbellino, Enlil descubre la doblez de Enki Enki convence a Enlil de que el Creador de Todo lo había destinado así Utilizan la Plataforma de Aterrizaje, aún en pie, como base temporal

Allí, en una Cámara de Creación, se elaboran cultivos y ganado

Se descubre oro en abundancia en las Tierras de Más Allá de los Mares

Se establecen nuevas instalaciones espaciales en las antiguas tierras

Entre éstas, se incluyen dos montículos artificiales y una escultura con forma de león Ninmah propone un plan de paz para resolver las crecientes rivalidades

Se le concede el ganado y los cereales a la Humanidad

Sinopsis de la Undécima Tablilla

La tierra del espacio puerto, Tümun, se declara zona neutral

Se le concede a Ninmah, que recibe el nombre de Ninharsag

Marduk consigue las Tierras Oscuras, los Enlilitas consiguen las Tierras de Antaño

Los nietos de Marduk se pelean, Satu asesina a Asar

'Fecundándose a sí misma, Asta, la esposa de Asar, engendra a Horon

Horon vence a Satu en batallas aéreas sobre Tilmun

Los enlilitas estiman prudente preparar otro espacio puerto

Dumuzi, el hijo de Enki, e Inanna, la nieta de Enlil, se enamoran

Por temor a las consecuencias, Marduk provoca la muerte de Dumuzi

Buscando su cuerpo, Inanna muere, posteriormente resucita

Inanna lanza una guerra para apresar y castigar a Marduk

Los enlilitas entran en su escondrijo en el Gran Monte

Los enlilitas sellan la cámara superior para sepultar vivo a Marduk

Sarpanit, la esposa de Marduk, y Nabu, su hijo, ruegan por su vida

Ningishzidda, conocedor de los secretos del Monte, llega hasta Marduk

Marduk, tras serle perdonada la vida, va al exilio

Enki y Enlil en la Tierra entre el resto de sus hijos

El triunfo de Ninurta y las Grandes Pirámides

Sinopsis de la Duodécima Tablilla

El suelo se seca, las llanuras y los valles de los ríos se repueblan

Oro en abundancia llega desde las Tierras Más Allá de los Mares

Anu y su esposa Antu llegan en una visita memorable

Rememorando, los líderes se dan cuenta de que son marionetas del Destino Los líderes asignan tres regiones de civilización para la Humanidad

Indultado por Anu al partir, Marduk mantiene su rebeldía La Primera Región y las instalaciones espaciales son tierras Enlilitas La primera civilización del Hombre comienza en la Primera Región (Sumer)

Marduk usurpa un lugar para construir una torre de lanzamiento ilícita Frustrado por los Enlilitas, Marduk se apodera de la Segunda Región

Depone y exilia a Ningishzidda (Thot) a tierras lejanas

Se declara a sí mismo Ra, dios supremo, en una nueva religión

Inicia los reinados faraónicos para marcar una nueva civilización

Enlil designa a su hijo Ishkur para que proteja las fuentes de metal

A Inanna se le conceden los dominios de la Tercera Región (el Valle del Indo)

Los dioses conceden la realeza, comienzan las guerras

Sinopsis de la Trigésima Tablilla

Surgen ciudades reales con recintos sagrados para los dioses Los semidioses sirven como reyes y sacerdotes en palacios y templos Marduk promete a sus reales seguidores una vida eterna en el Más Allá

En Sumer, Inanna estimula la creencia en la Resurrección

Augurios celestiales y oráculos de predicción, ganan partidarios

Marduk proclama la llegada de la Era del Carnero como su signo

Ningishzidda construye observatorios de piedra para mostrar lo contrario

Insurrecciones, guerras e invasiones desestabilizan las tierras enlilitas El emisario misterioso se le aparece a Enlil, le predice una calamidad

Da instrucciones a Enlil para que seleccione a un Hombre Digno que lidere la supervivencia

Enlil elige a Ibruum, vástago de una familia real sacerdotal

Los ejércitos puestos en pie por Nabu intentan hacerse con el control del espacio puerto

Desautorizando a Enki, los dioses recurren a las Armas de Terror Ninurta y Nergal arrasan el espacio puerto y las ciudades pecadoras La deriva de la nube nuclear lleva la muerte a todo en Sumer

El Dios de los Montes y el Hombre Elegido

Sinopsis de la Catorceava Tablilla

Babili, el centro elegido por Marduk sobrevive a la calamidad Enki lo ve como un augurio de la inevitable supremacía de Marduk

Enlil reflexiona sobre el pasado, el Hado y el Destino Acepta la supremacía de Marduk, se retira a tierras lejanas

Los hermanos se dan una sentimental despedida

Enki ve el Pasado como una guía para predecir el Futuro

Decide tomar nota de todo para la posteridad

Colofón del escriba Endubsar

Representación babilónica de un resplandeciente Marduk

A continuación, después de enunciar "El Libro Perdido de Enki", se analizarán y se evaluaran la historia y narración del libro Las Crónicas de Akakor de los Indios de la zona de la Amazonia entre Brasil y Perú, los Ugha Mongulala.

Finalmente, evaluaremos los secretos de la Luna y lo que se ha podido obtener de ella en los últimos años, con lo cual podremos reconfirmar la descendencia del ser humano.

COMPENDIO DEL LIBRO

Hace unos 500.000 años, astronautas de otro planeta llegaron a la Tierra en busca de oro. Tras aterrizar cerca de uno de los mares de la Tierra, desembarcaron y fundaron Eridú, «Hogar en la Lejanía». Simultáneamente, el asentamiento inicial se extendió hasta convertirse en la flamante Misión Tierra, con un Centro de Control de Misiones, un espacio puerto, operaciones mineras e, incluso, con una estación de paso en Marte. Escasos de mano de obra, especialmente en las minas, los astronautas cansados del duro trabajo de las minas se rebelaron. Para apaciguarlos, utilizaron sus conocimientos de la ingeniería genética para proporcionarles a los Trabajadores, un reemplazo para las minas. Sus expertos, aprovecharon sus amplios conocimientos de genética, modificaron los genes de un ser terrestre para poder generar los Trabajadores Primitivos de las minas, mezclando sus genes con los genes de un ser terrestre. Con ellos generaron el primer Homo Sapiens.

Posteriormente, un Diluvio barrió la Tierra, ocasionando una inmensa catástrofe que hizo necesario un nuevo comienzo. Finalmente, los Nibirianos se convirtieron en dioses y le concedieron la civilización a la Humanidad, transmitiéndosela a través del culto. Supuestamente, hace unos cuantos mil años, todo lo conseguido se desmoronó en una catástrofe nuclear provocada por los visitantes en el transcurso de sus propias rivalidades y guerras. Todo lo ocurrido en la Tierra, y especialmente los acontecimientos acaecidos desde el inicio de la historia del ser humano, lo ha recogido Zecharia Sitchin en su serie de Crónicas de la Tierra, a partir de las tablillas de arcilla, de mitos que existían en la antiguedad y los descubrimientos arqueológicos.

Mucho antes de todos estos acontecimientos en la Tierra, lo qué ocurrió en el propio planeta de los Nibirianos, los cuales los llevaron a los viajes espaciales, ¿y a sus grandes necesidades de oro y a la creación del Hombre? ¿Qué emociones, rivalidades, creencias, morales (o ausencia de éstas) motivaron a los principales protagonistas en las sagas celestes y espaciales? ¿Cuáles fueron las relaciones que llevaron a una escalada de la tensión en Nibirus y en la Tierra, qué tensiones surgieron entre viejos y jóvenes, entre los que habían llegado de Nibirus y los nacidos en la Tierra? ¿Y hasta qué punto lo sucedido vino determinado por el Destino, un destino cuyo registro de acontecimientos del pasado guarda la clave del futuro? Eso es, precisamente, lo que algunos de ellos hicieron; ¡y entre los principales de éstos estuvo el líder que comandó el primer grupo de astronautas!

Tanto expertos como teólogos reconocen en la actualidad que todos los relatos bíblicos de la Creación, de Adán y Eva, del Jardín del Edén, del Diluvio o de la Torre de Babel, están basaron en textos escritos por los Sumerios, hace miles de años en Mesopotamia. Sus conocimientos fueron obtenidos de los viejos escritos de los sumerios. Estos señores, a su vez, afirmaban que obtuvieron sus antiguos conocimientos sobre lo acontecido en el pasado, de los escritos de los Anunakis o, los «dioses» de la antigüedad. Estos resultados son los descubrimientos de los arqueólogos de las ruinas de las civilizaciones de la antigüedad, especialmente en Oriente Próximo. Allí, se descubrieron un gran número de textos primitivos, los cuales han revelado los llamados libros perdidos, los cuales se mencionaban en los textos descubiertos, o son inferidos a partir de ellos. Entre ellos se encuentran los «secretos de los dioses», en los cuales se revelan algunos relatos épicos, como en la Epopeya de Gilgamesh, que desvelan el debate que tuvo lugar entre los dioses y que llevó a la decisión de que la Humanidad pereciera en el Diluvio.

En un texto titulado Atra Hasis, que recuerda el motín de los Anunakis quienes trabajaban en las minas de oro y que llevó a la creación de los Trabajadores Primitivos, los Nuevos Terrestres. De cuando en cuando, los mismos líderes de los astronautas fueron los que crearon las composiciones; a veces, dictando el texto a un escriba, como en el titulado La Epopeya de Erra, en el cual uno de los dos dioses que desencadenaron la catástrofe nuclear intentó inculpar a su adversario; a veces, haciendo de escriba el mismo dios, como ocurre con el Libro de los Secretos de Thot (el dios egipcio del conocimiento), que el mismo dios había ocultado en una cámara subterránea. Según la Biblia, cuando el Señor Dios Yahveh le dio los Mandamientos a su pueblo elegido, los inscribió en un principio por su propia mano en dos tablas de piedra que le entregó a Moisés en el Monte Sinaí. Pero, después de que Moisés arrojara y rompiera estas tablas como respuesta al incidente del becerro de oro, las nuevas tablas las inscribió el mismo Moisés, por ambos lados, mientras permaneció en el monte durante cuarenta días y cuarenta noches, tomando al dictado las palabras del Señor. Si no hubiera sido por un relato escrito en un papiro de la época del faraón egipcio Khufu (Keops) concerniente al Libro de los Secretos de Thot, no se habría llegado a conocer la existencia de ese libro. Si no hubiera sido por las narraciones bíblicas del

Éxodo y el Deuteronomio, nunca habríamos sabido nada de las tablas divinas ni de su contenido; todo esto se habría convertido en parte de la enigmática colección de los «libros perdidos» cuya existencia nunca habría salido a la luz. Y no resulta tan doloroso el hecho de que, en algunos casos, sepamos que hayan existido determinados textos, como que su contenido permanezca en la oscuridad.

Éste es el caso del Libro de las Guerras de Yahveh y del Libro de Jasher (el «Libro del Justo»), que se mencionan específicamente en la Biblia. En al menos dos casos, se puede inferir la existencia de libros antiguos (textos primitivos conocidos por el narrador bíblico). El capítulo 5 del Génesis comienza con la afirmación «Éste es el libro del Toledoth de Adán», traduciéndose normalmente el término Toledoth como «generaciones», pero su significado más preciso es «registro histórico o genealógico». De hecho, a lo largo de milenios, han sobrevivido versiones parciales de un libro que se conoció como el Libro de Adán y Eva en armenio, eslavo, siriaco y etíope; y el Libro de Henoc (uno de los llamados libros apócrifos que no se incluyeron en la Biblia canónica) contiene fragmentos que, según los expertos, pertenecieron a un libro mucho más antiguo, el Libro de Noé.

Un ejemplo que se menciona con frecuencia sobre el gran número de libros perdidos es el de la famosa Biblioteca de Alejandría, en Egipto. Fundada por el general Tolomeo tras la muerte de Alejandro en el 323 A.C, se dice que contenía más de medio millón de «volúmenes», de libros inscritos en diversos materiales (arcilla, piedra, papiro, pergamino). Aquella gran biblioteca, donde los eruditos se reunían para estudiar el conocimiento acumulado, se quemó y fue destruida en las guerras que se desarrollaron entre el 48 a.C. y la conquista árabe, en el 642 d.C. Lo que ha quedado de sus tesoros es una traducción al griego de los cinco primeros libros de la Biblia hebrea, y fragmentos que se conservaron en los escritos de algunos de los eruditos residentes de la biblioteca.

Y es así como sabemos que el segundo rey Tolomeo comisionó, hacia el 270 a.C. A un sacerdote egipcio al que los griegos llamaron Manetón para que recopilara la historia y la prehistoria de Egipto. Al principio, escribió Manetón, sólo los dioses remaron allí; luego, los semidioses y, finalmente, hacia el 3100 A.C., comenzaron las dinastías faraónicas. Escribió que los reinados divinos comenzaron diez mil años antes del Diluvio y que se prolongaron durante miles de años, presenciándose en el último período batallas y guerras entre los dioses. En los dominios asiáticos de Alejandro, donde el cetro cayó en manos del general Seleucos y de sus sucesores, también tuvo lugar un empeño similar por proporcionar a los sabios griegos un registro de los acontecimientos del pasado.

A mediados del siglo xix, los arqueólogos descubrieron la antigua capital asiria de Nínive y hallaron en las ruinas del palacio de Asurbanipal una biblioteca con los restos de alrededor de 25.000 tablillas de arcilla inscritas con escritura cuneiforme. Sabemos por eso, que la civilización sumeria floreció en lo que es ahora Iraq, un milenio antes de los inicios de la época faraónica en Egipto, seguidas más tarde por otras civilizaciones, como la del Valle del Indo.

LOS CROMOSOMAS

En biología y en la genética, se denomina cromosoma (del griego χρώμα, -τος chroma, color y σώμα, -τος soma, cuerpo o elemento) a cada una de las estructuras altamente organizadas, formadas por ADN y proteínas, que contiene la mayor parte de la información genética de un individuo.

En las divisiones celulares (mitosis y meiosis) el cromosoma presenta su forma más conocida, cuerpos bien delineados en forma de X, debido al alto grado de compactación y duplicación.

En la interfase no pueden ser visualizados mediante el microscopio óptico de manera nítida ya que ocupan territorios cromosómicos discretos.

En las células eucariotas y en las arqueas (a diferencia que en las bacterias), el ADN siempre se encontrará en forma de cromatina, es decir asociado fuertemente a unas proteínas denominadas histonas y no-histonas.

La cromatina, organizada en cromosomas, se encuentra en el núcleo de las células eucariotas y se visualiza como una maraña de hebras delgadas. Cuando comienza el proceso de duplicación y división del material genético llamado (cariocinesis), esa maraña de hebras inicia un fenómeno de condensación progresivo que permite visualizar cada uno de los cromosomas

Señalaremos a continuación los cromosomas del ser humano y del Chimpancé u del Orangután Enano.

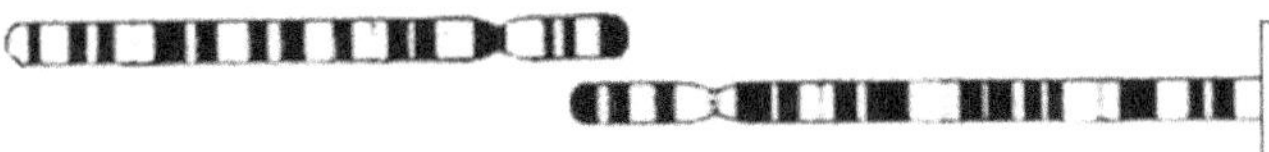

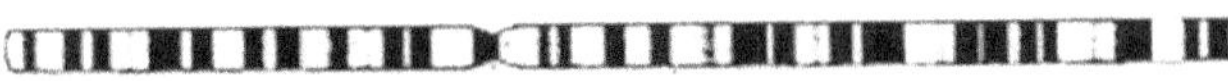

Como se puede observar, el cromosoma del ser humano es prácticamente la unión de los dos cromosomas del Chimpancé. Al poder observar esto, nos sugiere que alguien de alguna forma pudo haber unido estos dos cromosomas, con el objetivo de crear otro ser.

10

Un cromosoma es una estructura química muy compleja. Esta estructura está conformada por proteínas y ADN (ácido desoxirribonucleico: conjunto compuesto por bases nitrogenadas, azúcares y fosfatos).

Cuando éste se observa a nivel molecular, la forma espacial que adquiere es parecida a una escalera de cuerda floja suspendida en el espacio, donde los peldaños corresponden a las bases, los azúcares y fosfatos a la baranda.

Las bases nitrogenadas son: GUANINA; CITOSINA; ADENINA y TIMINA

Los peldaños de la escalera siempre están formados por parejas de GUANINA y CITOSINA, o bien, de ADENINA y TIMINA.

La sucesión de estas bases o peldaños forma un mensaje lineal codificado individual para cada uno, con todas nuestras recetas, el cual es descifrado en el interior de cada célula, ya que ésta posee los elementos adecuados para ello.

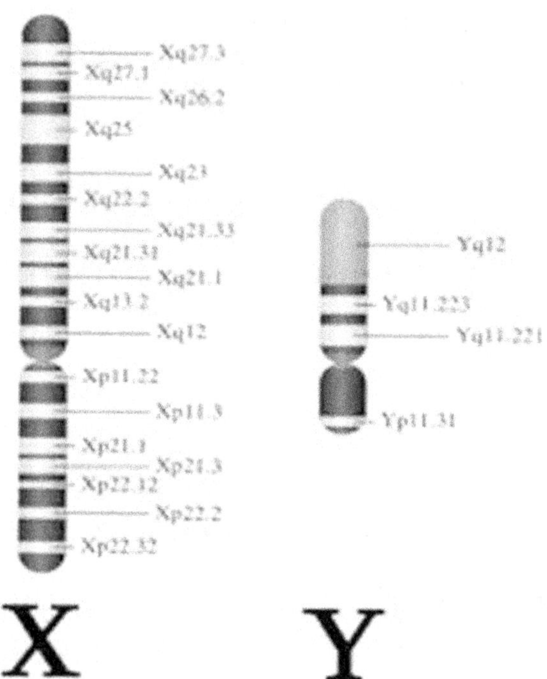
Xq27.3
Xq27.1
Xq26.2
Xq25
Xq23
Xq22.2
Xq21.33
Xq21.31
Xq21.1
Xq13.2
Xq12
Xp11.22
Xp11.3
Xp21.1
Xp21.3
Xp22.12
Xp22.2
Xp22.32
X
Yq12
Yq11.223
Yq11.221
Yp11.31
Y

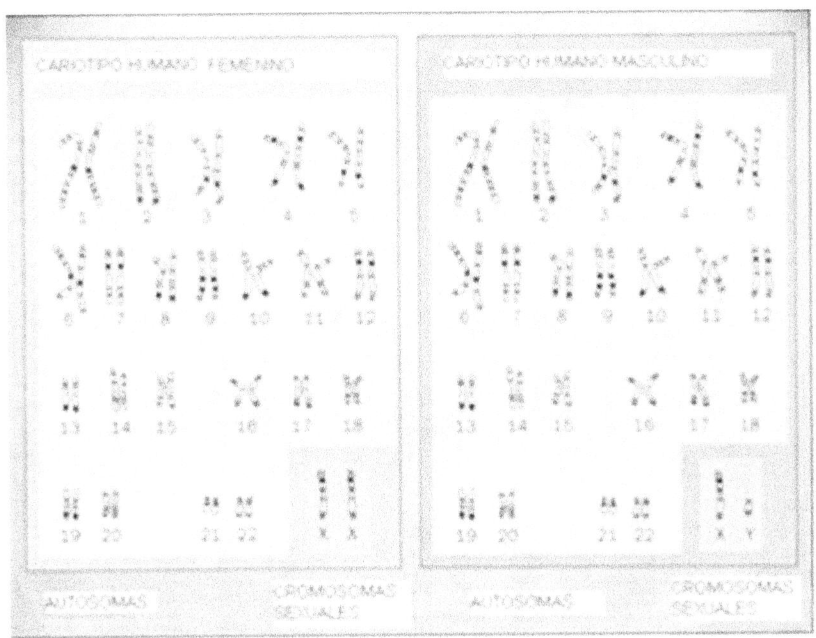

CROMOSOMAS DEL HUMANO

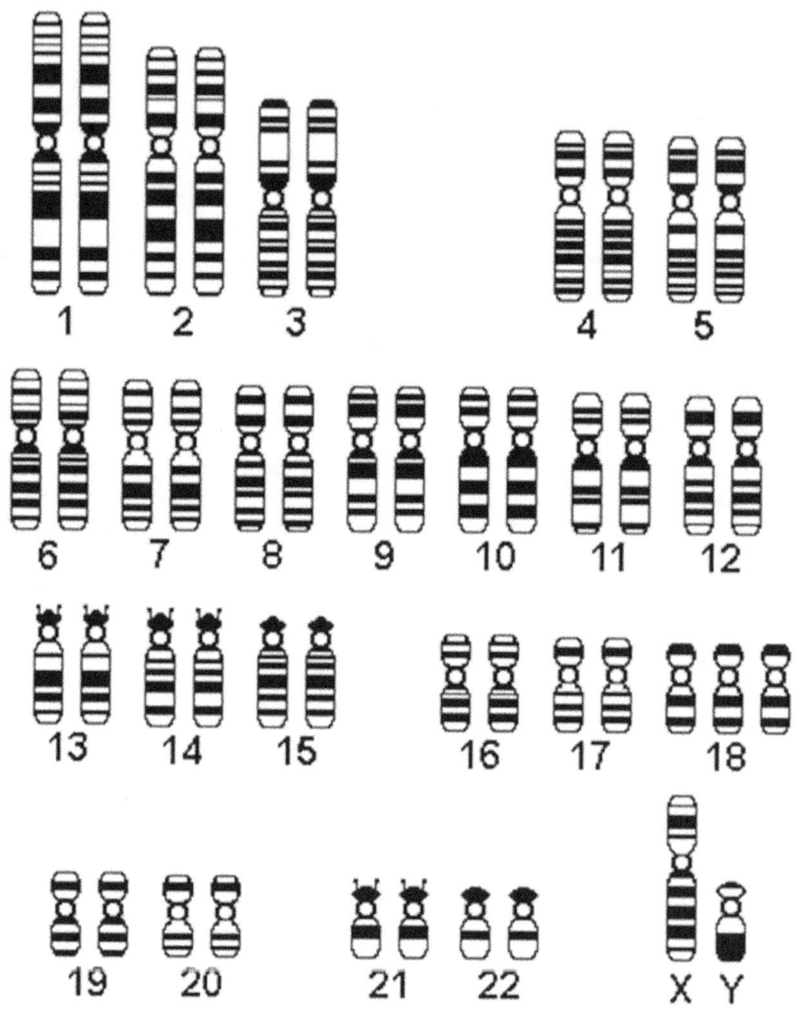

LOS 22 PRIMEROS PARES SE LES LLAMAN AUTOSOMAS

Son comunes para el hombre y para la mujer

A los del par 23 se les llama GONOSOMAS, o cromosomas sexuales. Estos pueden ser X o Y, y constituyen pares diferentes en función de que se trate de un hombre o una mujer, pues, como su nombre indica, son los responsables del sexo y marcan las diferencias entre el hombre y la mujer.

La mujer posee dos cromosomas sexuales X y el varón posee un cromosoma sexual X y un cromosoma sexual Y.

O sea, es tan sólo un cromosoma lo que nos hace tan diferentes. Y recordad siempre, que los cromosomas son iguales para todas las razas humanas.

Dado que el número de cromosomas siempre debe mantenerse obligatoriamente constante de generación en generación para que todo vaya bien, lo cual significa que todo individuo sólo puede heredar 23 cromosomas de cada progenitor en el momento de la fecundación.

Por lo tanto, si una mujer tiene 46 cromosomas y un hombre tiene 46 cromosomas, cada uno debe transferir a su hijo en el momento de la fecundación la mitad de su dotación (23 cromosomas), para que éste tenga finalmente 46 cromosomas (los 23 de la madre + los 23 del padre = 46).

Cómo es posible

Recordemos que toda célula siempre procede de la partición de una célula en dos células hijas.

Así, a partir del momento en que se forma el huevo o zigoto, éste se divide y da lugar a dos células. Éstas a su vez se van a dividir y cada una de ellas va a dar lugar a dos células más y así sucesivamente hasta que se forma un individuo.

Y como que la naturaleza es muy sabia, según quiera mantener constante el número de cromosomas o bien reducirlo a la mitad, dispone a conveniencia de dos tipos de divisiones celulares, las cuales utiliza de manera muy específica y controlada. Una es la mitosis y la otra es la meiosis.

La Mitosis y la Meiosis

La diferencia entre ambos tipos de división celular estriba en la forma en que se reparten los cromosomas, o sea el material hereditario en el momento de la división.

La Mitosis

Así, en la división celular por Mitosis, las dos células hijas resultantes siempre poseen el mismo número de cromosomas que la célula madre de la cual proceden.

Recordemos que la Mitosis es el tipo de división celular que utilizan todas las células de nuestro organismo, a excepción de las células situadas en el ovario y en el testículo, para producir dos células hijas idénticas, con el mismo material genético, a partir de una misma célula.

Su función consiste mantener constante el número de cromosomas en cada división celular y esto nos permite crecer desarrollarnos y mantenernos.

La Meiosis

Y es en ésta (la Meiosis) en la que nos vamos a centrar.

Este es un tipo de división muy, pero que muy, especial, y en todo el organismo sólo es utilizada por las células germinales, o sea por las células situadas a nivel del ovario en la mujer y a nivel del testículo en el hombre.

Es decir, las células ubicadas en los órganos involucrados en la reproducción y encargadas de mantener constante nuestro número de cromosomas de generación en generación, pues de no ser así, éste se incrementaría al doble en cada generación, y esto sería incompatible con la vida, peligrando la preservación de la especie humana.

Y es en ésta (la Meiosis) en la que nos vamos a centrar.

Fijaos que, este es un tipo de división muy, pero que muy, especial, y en todo el organismo sólo es utilizada por las células germinales, o sea por las células situadas a nivel del ovario en la mujer y a nivel del testículo en el hombre.

Es decir, las células ubicadas en los órganos involucrados en la reproducción y encargadas de mantener constante nuestro número de cromosomas de generación en generación, pues de no ser así, éste se incrementaría al doble en cada generación, y esto sería incompatible con la vida, peligrando la preservación de la especie humana.

Y, ¿cómo se efectúa el reparto?

Pues muy fácil.

La célula inicial que posee los 46 cromosomas se divide y a partir de ésta se forman dos células. Estas dos células antes de separarse se reparten los cromosomas a partes iguales y cada una de ellas se lleva un elemento de cada par de cromosomas.

Con lo que, al haberse repartido los cromosomas entre ellas, cada célula sólo posee 23 cromosomas o sea uno de cada par.

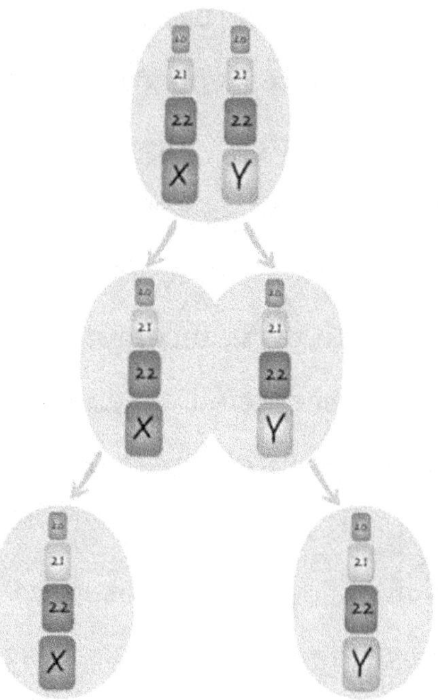

Durante este proceso, las células germinales van madurando y cambiando de forma hasta convertirse en los futuros gametos o células con capacidad fecundante.

El resultado final es que cada mes la mujer genera un óvulo portador de un cromosoma sexual X, el cual puede ser fecundado por cualquiera de los millones de espermatozoides que van a su encuentro, de los cuales el 50% son portadores del cromosoma X y el otro 50% del cromosoma Y.

Debe observarse que los cambios son muy importantes, pues en el caso del varón, a partir de una célula sin cola, aparecen células con cola, llamadas espermatozoides.

Esta cola les permite correr desde el momento de la eyaculación por el útero y las trompas de la mujer hasta encontrarse con el óvulo y fecundarlo. Recuerden que al final, el porcentaje de espermatozoides que llevan el cromosoma X es igual al que llevan el cromosoma Y.

En la mujer, después de cada división, una de las dos células resultantes desaparece porque le da su contenido alimenticio de reserva a la otra para que así, si ésta es fecundada, pueda sobrevivir durante los días de su migración o desplazamiento al útero, hasta que se implante en él.

Por lo tanto, la posibilidad de que un nuevo individuo sea niño o niña siempre depende del varón, dado que éste posee los dos tipos de espermatozoides, los que llevan el cromosoma X y los que llevan el cromosoma Y, en cambio, la mujer como que sólo posee dos cromosomas sexuales X, siempre aporta un óvulo con un cromosoma sexual X.

Números de cromosomas en diferentes especies

Especie	Número de cromosomas
Hormiga *Myrmecia pilosula*, macho	1
Hormiga *Myrmecia pilosula*, hembra	2
Mosca de la fruta (*Drosophila melanogaster*)	8
Centeno (*Secale cereale*)	14
Gato (*Felis silvestris catus*)	38
Cerdo (*Sus scrofa*)	38
Ratón (*Mus musculus*)	40
Trigo (*Triticum aestivum*)	42
Rata (*Rattus rattus*)	42
Conejo (*Oryctolagus cuniculus*)	44

Liebre (*Lepus europaeus*)	46
Humano (*Homo sapiens sapiens*)	46
Chimpancé (*Pan troglodytes*)	48
Patata, Papa (*Solanum tuberosum*)	48
Oveja (*Ovis aries*)	54
Vaca (*Bos taurus*)	60
Asno (*Equus asinus*)	62
Mula (*Equus mulus*)	63 (estéril)
Caballo (*Equus caballus*)	64
Camello (*Camelus bactrianus*)	74
Llama (*Lama glama*)	74
Perro (*Canis lupus familiaris*)	78
Gallina (*Gallus gallus*)	78

Paloma *Columbia livia*	80
Diamante mandarín (*Taeniopygia guttata*)	72[61]
Pez *Carassius auratus*	94
Equisetum arvense *Equisetum arvense*	216
Mariposa	380
Helecho *Ophioglussum reticulatum*	1260
Protozoario *Aulacantha scolymantha*	1600

LOS CROMOSOMAS HUMANOS

CONCEPTOS BASICOS DEL GENOMA HUMANO

El ser humano, en sus características, presenta 23 pares de cromosomas en sus células somáticas: 22 autosomas y un par de cromosomas sexuales (dos X en el caso de las mujeres y un cromosoma X y un Y en el caso de los varones). El tamaño total aproximado del genoma humano es de 3 200 millones de pares de bases de ADN (3 200 Mb) que contienen unos 20 000 – 25.000 genes.

De las 3 200 Mb unas 2 950 Mb corresponden a e cromatina y unas las 250 Mb restantes a heterocromatina. Proyecto Genoma Humano produjo una secuencia de referencia del genoma humano e cromático, usado en todo el mundo en las ciencias biomédicas.

La secuencia de ADN que conforma el genoma humano contiene codificada la información necesaria para la expresión, altamente coordinada y adaptable al ambiente, del proteoma humano, es decir, del conjunto de proteínas del ser humano. El genoma humano presenta una densidad de genes muy inferior a la que inicialmente se había predicho, con solo en torno al 1,5 % de su longitud compuesta por exones codificantes de proteínas. Un 70 % está compuesto por ADN extra génico y un 30 % por secuencias relacionadas con genes. Del total de ADN extra génico, aproximadamente un 70 % corresponde a repeticiones dispersas, de manera que, más o menos, la mitad del genoma humano corresponde a secuencias repetitivas de ADN. Por su parte, del total de ADN relacionado Myrmecia pilosulacon genes se estima que el 95 % corresponde a ADN no codificante: pueden ser seudo genes, fragmentos de genes, intrones, secuencias UTR, entre otras.

Aunque tradicionalmente esas secuencias de ADN han sido consideradas regiones del cromosoma sin función, hay datos que demuestran que esas regiones desarrollan unas funciones relacionadas con la regulación de la expresión genética.

CREACION DEL ESLABON PERDIDO

La necesidad de la identificación y el requerimiento definitivo para la procreación de este mencionado eslabón, el cual se denomina comúnmente como "El eslabón Perdido de Enki", se encuentra localizada en las tablillas Quinta, Sexta y Séptima del mencionado libro. A continuación, vamos a mencionar y describir someramente su contenido.

Sinopsis de la Quinta Tablilla

Ninmah llega a la Tierra con un grupo de enfermeras Hace entrega de semillas para plantas que proporcionarán un elixir.

Lleva noticias a Enlil de su hijo extramatrimonial Ninurta En el Abzu, Enki establece una morada e instalaciones mineras.

En el Edin, Enlil construye instalaciones espaciales y de otros tipos.

Los nibirianos que están en la Tierra («Anunakis») suman seiscientos.

De ellos, trescientos «Igigi» operan las instalaciones en Lahmu (Marte).

Estando exiliado por la violación de su acompañante Sud, Enlil se entera de las armas escondidas.

Sud se convierte en la esposa de Enlil, le da un hijo (Manjar).

Ninmah se une a Enki en el Abzu, le da hijas.

Ninki, esposa de Enki, llega con el hijo de ambos, Marduk.

A medida que Enki y Enlil engendran más hijos, se forman clanes en la Tierra. Acosados por las privaciones, los Igigi lanzan un golpe contra Enlil.

Ninurta derrota a su líder, Anzu, en las batallas aéreas.

Los Anunakis, obligados a producir oro con más rapidez, se amotinan.

Enlil y Ninurta denuncian a los amotinados.

Enki sugiere la creación artificial de Trabajadores Primitivos

Enlil, Ninmah, Enki e Isimud.

Sinopsis de la Sexta Tablilla

Enki revela un secreto a los incrédulos líderes: en el Abzu deambula un ser salvaje similar a los Anunakis; acrecentando su esencia vital con la de los Anunakis, se le podrá elevar hasta convertirle en un Trabajador Primitivo inteligente.

La creación pertenece al Padre de Todo Principio, gritó Enlil

Sólo le daremos nuestra imagen a un ser ya existente, arguyó Ninmah.

Necesitando urgentemente el oro para sobrevivir, los líderes votan Sí.

Enki, Ninmah y Ningishzidda, hijo de Enki, comienzan los experimentos.

Tras muchos fracasos, se consigue el modelo-perfecto Adamu.

Ninmah grita triunfante: ¡Mis manos lo han hecho!

Se la renombra Ninti («Dama de la Vida») por su logro.

Ninki, la esposa de Enki ayuda a crear a Ti-Amat, una hembra Terrestre.

Los terrestres, siendo híbridos, se emparejan, pero no procrean.

Ningishzidda añade dos ramas de esencia al Árbol de la Vida de los Terrestres.

Al descubrir los acontecimientos no aprobados, Enlil expulsa a los Terrestres.

La doble hélice del ADN, emblema de Ningishzidda.

Resumiendo, se puede determinar que en la quinta tablillas se determina la necesidad de desarrollar un ser terrestre que trabaje en las minas. Por la otra parte, en la sexta tablilla, se describe como se logró este objetivo.

Sinopsis de la Séptima Tablilla

De regreso al Abzu, Adamu y Ti-Amat tienen hijos Los Terrestres proliferan, trabajando en las minas y como sirvientes.

Nacen los nietos de Enlil, los gemelos Utu e Inanna.

Las parejas Anunakis tienen otros descendientes en la Tierra

Los cambios climáticos provocan penurias en la Tierra y en Lahmu

La aproximación orbital de Nibirus viene acompañada de trastornos

Enki y Marduk exploran la Luna, la encuentran inhóspita

Enki determina las constelaciones y el Tiempo Celestial

Amargado por su propia suerte, Enki le promete a Marduk la supremacía

Anu ordena a Utu, no a Marduk, la creación de un nuevo espacio puerto

Enki encuentra y se empareja con dos hembras Terrestres

Una tiene un hijo, Adapa, la otra una hija, Titi Enki mantiene en secreto su paternidad y los cría como expósitos

Adapa, sumamente inteligente, se convierte en el primer Hombre Civilizado

Adapa y Titi se emparejan, tienen dos hijos: Kain y Abael

Utu (Shamash) e Inanna (Ishtar)

Quinta Tablilla

Ninmah llega a la Tierra con un grupo de enfermeras Hace entrega de las semillas para plantas que proporcionarán un elixir.

Lleva noticias a Enlil de su hijo extramatrimonial, Ninurta En el Abzu, Enki establece una morada e instalaciones mineras.

En el Edin, Enlil construye instalaciones espaciales y de otros tipos. Los nibirianos en la Tierra («Anunakis») suman seiscientos.

Trescientos «Igigi» operan las instalaciones en Lahmu (Marte). Estando exiliado por la violación de su acompañante Sud, Enlil se entera de las armas escondidas. Sud se convierte en la esposa de Enlil, le da un hijo (Nannar).

Ninmah se une a Enki en el Abzu, le da hijas.

Ninki, esposa de Enki, llega con el hijo de ambos, Marduk.

A medida que Enki y Enlil engendran más hijos, se forman clanes en la Tierra. Acosados por las privaciones, los Igigi lanzan un golpe contra Enlil.

Ninurta derrota a su líder, Anzu, en las batallas aéreas

Los Anunakis, obligados a producir oro con más rapidez, se amotinan.

Enlil y Ninurta denuncian a los amotinados Enki sugiere la creación artificial de Trabajadores Primitivos.

Los Anunakis, obligados a producir oro con más rapidez, se amotinan.

Enlil y Ninurta denuncian a los amotinados.

Enki sugiere la creación artificial de Trabajadores Primitivos

Definitivamente en este proyecto, donde se considera la creación de un trabajador primitivo del mismo planeta Tierra, se debía de desarrollar y estarían involucrados los cuatro señores, Enlil, Ninmah, Enki e Isimud.

Justamente en la narración de esta tablilla se puede determinar porque los seres, trabajadores que vinieron desde Nibirus, manifiestan su descontento. Ellos estaban sometidos a un trabajo muy arduo, por los requerimientos de una gran cantidad de oro.

Desde las minas, se llevaba el oro de las venas de la Tierra hasta el Lugar del Aterrizaje, de allí, los Igigi lo transportaban en naves espaciales hasta la estación de paso en Lahmu (Marte). Desde el planeta Lahmu, el metal precioso se llevaba a Nibirus en carros celestiales; en Nibirus, el oro se convertía en el más fino polvo, se empleaba para proteger la atmósfera.

¡Lentamente se iba curando la brecha en los cielos de Nibirus y, lentamente se salvó Nibirus!

A continuación de esta declaración, se encuentra el relato del primer motín de los trabajadores Igigis, y de cómo se le dio muerte a Anzu.

¡Los Igigis se quejaban con razón, necesitan un lugar de descanso en la Tierra!, arguyó Marduk a su favor.

¡Por su indeseable acción, Anzu puso en peligro a todos los Anunakis y a los Igigi!, dijo Enlil.

Enki y Ninmah dieron la razón a Enlil; ¡el mal debe ser extinguido!, dijeron. Los siete sentenciaron a Anzu a muerte por ejecución; con un rayo mortal fue extinguido el aliento vital de Anzu. ¡Dejadles su cuerpo a los buitres!, dijo Ninurta.

¡Dejad que sea enterrado en Lahma, que se le ponga en una cueva junto a Alalu para su descanso!, dijo Enki.

¡De la misma simiente ancestral eran ambos! ¡Que Marduk lleve su cuerpo a Lahma y luego dijo: ¡Que Marduk se quede allí como comandante!

Eso sugirió Enki a los jueces. ¡Así sea!, dijo Enlil.

Hasta aquí viene ahora el relato de cómo se fundó Bad-Tibira, la Ciudad del Metal, y de cómo, en el cuadragésimo Shuar, los Igigis se amotinaron con Anzu. Por esta razón, Anzu fue juzgado y ejecutado en el vigesimoquinto Shuar. Esto limito las manifestaciones de los Igigis, aunque siguió hirviendo lentamente.

Marduk fue enviado a Lahma para levantar los espíritus de los Igigi y para prestar atención a su bienestar.

En la Tierra, Enlil y Enki discutieron cambios, estuvieron reflexionando sobre cómo evitar el malestar en la Tierra.

Las estancias en la Tierra son demasiado prolongadas, se decían uno a otro.

Pidieron consejo a Ninmah; quedaron alarmados por el cambio de semblante en ella. ¡El oro debe fluir con más rapidez a Nibirus, hay que proveer de salvación del planeta con más rapidez!, coincidieron todos.

Ninurta era un experto en las interioridades de los planetas; dijo palabras sabias a sus mayores: Que se establezca una Ciudad del Metal, para que allí se funda y se refine el mineral aurífero, allí se podrán disponer cargamentos menos pesados desde la Tierra. Cada nave espacial podrá llevar más oro, y quedará espacio para que los Anunakis regresen a Nibirus, ¡que los agotados regresen a Nibirus, que otros frescos los sustituyan en la Tierra! Enlil, Enki y Ninmah consideraron favorablemente la sugerencia de Ninurta, se le consultó a Anu y dio su aprobación.

¡En el Edin, se planificó una Ciudad del Metal, en esa ubicación insistió Enlil! Se construyó con materiales de Nibirus, se equipó con herramientas de Nibirus.

Tres Shares llevó su construcción, se le dio por nombre Bad-Tibira. Ninurta, que hizo la sugerencia, fue su primer comandante. De esta forma, el flujo de oro a Nibirus se hizo más fácil y rápido, aquellos que habían venido a la Tierra y a Lahma al principio de los Tiempos Previos volvieron a Nibirus; Alargar, Abgal y Nanga estaban entre ellos. Los recién llegados que los sustituyeron eran más jóvenes y entusiastas; no estaban acostumbrados a los ciclos de la Tierra y de Lahmu ni a otros rigores.

En Nibirus, de donde habían venido, la brecha en la atmósfera se estaba curando; los más jóvenes no habían conocido las grandes calamidades que habían tenido lugar en el planeta y en sus cielos. ¡De su misión dorada albergaban especialmente el anhelo de emociones y aventuras! Tal como había concebido Ninurta, los minerales se traían desde el Arzú, en Bad-Tibira se fundían y se rearmaban, con naves espaciales se enviaban a Lahma; el oro puro se llevaba de Lahma a Tibiru en carros celestiales. Tal como había concebido Ninurta, el oro fluía desde el Abzu hasta Nibirus; ¡lo que no había concebido era el malestar de los Anunakis recién llegados que trabajaban sin descanso en el Arzú!

La verdad sea dicha, Enki no tuvo en cuenta lo que se estaba fraguando, ponía su atención en otros asuntos del Abzu. Había llegado a fascinarse con lo que crece y vive en el Abzu; deseaba aprender de las diferencias entre lo que había aparecido en la Tierra y lo que había aparecido en Nibirus, quería descubrir cuál era la razón que se causaban las enfermedades, si por la atmósfera o por los ciclos de la Tierra.

En el Abzu, junto a las chorreantes aguas, erigió un magnífico lugar de estudio, lo dotó con todo tipo de herramientas y de equipos.

Llamó al lugar Casa de la Vida, a ella invitó a su hijo Ningishzidda. Configuraron fórmulas sagradas, diminutos ME, la posesión de los secretos de la vida y la muerte, buscaban desentrañar los misterios de la vida y la muerte de las criaturas de la Tierra.

Enki estaba especialmente enamorado de algunas criaturas vivas; éstas vivían entre los árboles altos, utilizaban sus patas delanteras como manos.

En las altas hierbas de las estepas se veían extrañas criaturas; parecían caminar erectas.

Enki estaba absorbido con estos estudios; pero no se daba cuenta de lo que se estaba fraguando entre los Anunakis.

El primero en darse cuenta del problema fue Ninurta: en Bad-Tibira había podido observar una disminución en mineral de oro.

Enlil envió a Ninurta al Abzu para averiguar lo que estaba sucediendo. Ennugi, el oficial jefe, lo acompañó en las excavaciones, con sus propios oídos escuchó las quejas de los Anunakis; murmuraban y se lamentaban. Los trabajadores, se quejaban y refunfuñaban en las excavaciones; ¡El trabajo es insoportable!, le dijeron a Ninurta.

Ninurta le dio cuenta de esto a su tío Enki. ¡Convoquemos a Enlil!, dijo Enki. Enlil llegó a Abzu, se instaló en una casa cercana a las excavaciones. ¡Vamos a enervar a Enlil en su morada!, gritaron los héroes que trabajaban en las minas.

¡Que nos libere del duro trabajo! ¡Proclamemos la guerra, nos liberaremos a través de las hostilidades!, decían otros.

Los Anunakis de las excavaciones prestaron oídos a las indignantes palabras de instigación, prendieron fuego a sus herramientas, quemaron sus hachas. Se enfrentaron a Enjugó, oficial jefe de las minas, lo apresaron en los túneles; posteriormente lo llevaron con ellos, se abrieron paso hasta la puerta de la morada de Enlil.

Era de noche, en mitad de la vigilia; rodearon la morada de Enlil, sostenían en alto sus herramientas a modo de antorchas. Kalkal, el guardián de la entrada cerró y atascó la puerta, para luego despertar a Nusku; Nusku, el visir de Enlil despertó posteriormente a su señor, lo sacó de la cama, diciéndole así: "¡Mi señor, la casa está rodeada, hasta la puerta han llegado los hostiles Anunakis!"

Enlil convocó a Enki, Enlil convocó a Ninurta a su presencia: ¡Qué es lo que están viendo mis ojos! ¿Es contra mí o contra quien se está haciendo esto?

Así les dijo Enlil: ¿Quién es el instigador de las hostilidades? Los Anunakis se mantuvieron unidos: ¡Cada uno de nosotros ha declarado las hostilidades del caso!

¡El trabajo es excesivo, nuestro trabajo es muy duro y grande es nuestra aflicción! Así le dijeron a Enlil. Enlil le transmitió a Anu palabras por palabra, lo que estaba sucediendo. ¿De qué se acusa a Enlil?, inquirió Anu.

¡El trabajo, no Enlil, es la causa del problema!, le dijo Enki a Anu. ¡Graves son los lamentos y todos los días podemos escuchar las quejas! ¡Hay que obtener oro!, dijo Anu. ¡El trabajo debe continuar! ¡Liberad a Ennugi para consultas!, dijo Enki a los hostiles Anunakis.

Ennugi fue liberado y a los líderes les dijo:

¡Desde que ha aumentado el calor en la Tierra, el trabajo se ha hecho realmente insoportable, inaguantable!

¡Que los rebeldes vuelvan a Nibirus, y que otros nuevos vengan en su lugar!, dijo Ninurta.

¿No podrías forjar nuevas herramientas?, dijo Enlil a Enki. ¿Para que los héroes Anunakis evitaran los túneles?

¡Llamemos a mi hijo Ningishzidda, deseo que me asesore él!, respondió Enki.

Convocaron a Ningishzidda, vino desde la Casa de la Vida; Enki se apartó con él, intercambiaron palabras entre ellos. ¡Es posible una solución!, dijo Enki.

¡Creemos un Lulú, un Trabajador Primitivo, para que se ocupe del trabajo más duro, ¡que ese ser cargue sobre su espalda el duro trabajo de los Anunakis!

Asombrados quedaron los líderes asediados, ciertamente se quedaron sin palabras.

¿Quién había oído hablar antes de un ser creado de nuevo, un trabajador que pudiese realizar el trabajo de los Anunakis?

Llamaron a Ninmah, que en curación y ayuda era experta.

Le repitieron las palabras de Enki: ¿Acaso hay alguien que haya oído hablar de eso?, le preguntaron.

¡No se había oído hablar de algo así!, le dijo ella a Enki. Todos los seres son unos descendientes de una simiente.

¡Cada ser se desarrolló a lo largo de eones a partir de otro, ninguno vino nunca de la nada!

¡Cuánta razón tienes, hermana!, dijo Enki sonriendo.

Dejadme que os revele un secreto del Abzu:

"¡El ser que necesitamos existe ya!"

"Todo lo que tenemos que hacer es ponerle la señal de nuestra esencia, ¡Así se creará un Lulú, un Trabajador Primitivo!"

Esto les dijo Enki.

Tomemos pues una decisión, dadle la bendición a mi plan: ¡Vamos a crear un Trabajador Primitivo, forjado con las señales de nuestra propia esencia!

Sexta Tablilla

Enki revela un secreto a los incrédulos líderes: en el Abzu deambula un ser el cual es salvaje, muy similar a los Anunakis; acrecentando su esencia vital con la de los Anunakis, se le podrá elevar hasta convertirle en un Trabajador Primitivo que sea inteligente.

La creación pertenece al Padre de Todo Principio, gritó Enlil.

Sólo le daremos nuestra imagen a un ser ya existente, arguyó Ninmah.

Necesitando urgentemente el oro para sobrevivir, por lo tanto, los líderes votan Sí.

Enki, Ninmah y Ningishzidda, el hijo de Enki, fueron los encargados de iniciar los experimentos necesarios.

Tras muchos fracasos, se consigue el modelo-perfecto Adamu.

Ninmah grita triunfante: ¡Mis manos lo han hecho!

Se la renombra Ninti («Dama de la Vida») por su logro.

Ninki, la esposa de Enki ayuda a crear a Ti-Amat, una hembra Terrestre.

Los terrestres, por siendo híbridos, se emparejan, pero no procrean.

Por esta razón, Ningishzidda añade dos ramas de la esencia al Árbol de la Vida de los Terrestres.

Al descubrir los acontecimientos no aprobados, Enlil expulsa a los Terrestres.

La doble hélice del ADN es emblema de Ningishzidda.

¡Crear un Trabajador Primitivo, forjarlo por la señal de nuestra esencia!

Así dijo Enki a los líderes.

¡El ser que necesitamos existe ya!

Así les reveló Enki un secreto del Abzu.

Asombrados, todos los demás escucharon las palabras de Enki; se quedaron fascinados con sus palabras.

Existen criaturas en el Abzu, dijo Enki, que caminan erectas, sobre dos piernas, las patas delanteras las utilizan como brazos, de manos están dotados. Viven entre los animales de las estepas. No saben vestirse, comen plantas con la boca, beben agua de los lagos y de las zanjas.

Tienen todo el cuerpo peludo, el pelo de la cabeza es como el de un león; ¡retozan con las gacelas, disfrutan con las criaturas prolíficas en las aguas!

Los líderes escucharon las palabras de Enki con sorpresa.

¡En el Edén no se había visto ninguna criatura como esa!, dijo Enlil sin podérselo creer.

¡Hace eones, en Nibirus, nuestros predecesores quizá fueron así!, dijo Ninmah.

¡Es un ser, no una criatura!, dijo Ninmah. ¡Debe ser emocionante contemplarlo!

Enki los llevó a la Casa de la Vida; en fuertes jaulas había unos de estos seres.

Al ver a Enki y a los demás, estos seres se pusieron a saltar, golpeaban con los puños en las barras de la jaula.

Gruñían y resoplaban; pero no decían palabras.

¡Son macho y hembra!, dijo Enki; tienen masculinidad y femineidad, procrean como nosotros, los venidos de Nibirus.

Ningishzidda, mi hijo, ha comprobado su Esencia de Elaboración; es similar a la nuestra, como dos serpientes entrelazadas; nuestra esencia vital se combinará con la de ellos, nuestra señal se pondrá sobre ellos, ¡se creará un Trabajador Primitivo! Comprenderá nuestras órdenes, manejará nuestras herramientas, llevará a cabo los trabajos duros en las excavaciones; ¡Darán alivio a los Anunakis en el Abzu!

Así hablaba Enki, con entusiasmo, sus palabras sonaban excitadas. Enlil vacilaba ante las palabras: ¡Es un asunto de gran importancia! ¡Hace mucho que se abolió la esclavitud en nuestro planeta, los esclavos son las herramientas, no otros seres!

Quieres traer a la existencia a una nueva criatura, la cual no existente actualmente;

¡la creación sólo está en manos del Padre de Todo Principio! Así dijo Enlil, oponiéndose; sus palabras eran severas. Enki le respondió a su hermano: ¡No esclavos, sino ayudantes es mi plan! ¡El ser ya existe!, dijo Ninmah. ¡El plan consiste en darle más capacidad! ¡No se trata de hacer una nueva criatura, sino de hacer más a nuestra imagen una ya existente!, dijo Enki persuasivamente.

¡Con pocos cambios se puede conseguir, sólo se necesita una gota de nuestra esencia!

¡Es éste un asunto grave, y no es de mi agrado!, dijo Enlil. Va en contra de las reglas del viaje de planeta en planeta, se prohibió por las reglas de la venida a la Tierra. ¡Nuestro objetivo era obtener oro, no era reemplazar al Padre de Todo Principio!

Después de hablar así Enlil, Ninmah fue la que le respondió: ¡Hermano mío!, le dijo Ninmah a Enlil, el Padre de Todo Principio nos ha dotado de sabiduría y también de entendimiento, ¿para qué propósito se nos perfeccionó de este modo, si no es para hacer el máximo uso de ello?

El Creador de Todo llenó nuestra esencia vital de sabiduría y también entendimiento, para que fuéramos capaces de hacer cualquier buen uso de ello, ¿No es eso para lo que hemos sido destinados? Así fueron las palabras que Ninmah le dirigió al hermano.

¡Con eso que nos han concedió en nuestra esencia, hemos perfeccionado herramientas y carros, hemos hecho añicos las montañas con las armas de terror, y los cielos hemos curado con oro! Así le dijo Ninurta a su madre.

¡Con la sabiduría no vamos a crear nuevos seres, sino a forjar unas nuevas herramientas, vamos a aliviar el trabajo con nuevos equipos, ellos no con esclavos! ¡Allá donde nuestro entendimiento nos lleve, a eso hemos sido destinados! ¡No podemos impedir que usen los conocimientos que poseemos!, dijo Ningishzidda. ¡Ciertamente, el Destino no puede ser alterado, ¡desde el Principio hasta el Final ha sido determinado! Estoy de acuerdo con Enki y con Ninmah.

Les dijo Enlil a ellos. ¿Es Destino, o es Hado, es lo que nos ha traído a este planeta, a sacar oro del agua, a poner a trabajar en las excavaciones los héroes Anunakis, a estar creando un Trabajador Primitivo? ¡Ésa, parientes míos, es la cuestión!

Así, con gravedad, dijo Enlil. ¿Es Destino, es Hado? Eso es lo que hay que decidir, ¿Está ordenado desde el Principio, o es algo por lo que debemos decidirnos?

Decidieron exponer el asunto ante Anu; Anu presentó el asunto ante el consejo.

Se consultó a los ancianos, a los sabios, a todos los comandantes.

Las discusiones fueron largas y amargas, se dijeron palabras de Vida y Muerte, de Hado y Destino.

¿Hay alguna otra forma de obtener oro? ¡La supervivencia está en peligro! ¡Si hay que obtener oro, que se elabore al ser!, decidió el consejo.

¡Que Anu deje a un lado las reglas de los viajes planetarios, que se salve Nibirus!

La decisión se transmitió desde el palacio de Anu hasta la Tierra; a Enki le encantó. ¡Que Ninmah sea mi ayudante, tiene conocimientos en estos asuntos!

Así dijo Enki. Miraba a Ninmah con anhelo. ¡Así sea!, dijeron Ninmah y Enlil.

A través de Ennugi se anunció la decisión a los Anunakis en el Abzu:

¡Hasta que se consiga el ser, tenéis que volver voluntariamente al trabajo!, dijo.

Hubo decepción; no hubo rebelión; los Anunakis volvieron al trabajo. En la Casa de la Vida, en el Abzu, Enki le explicó a Ninmah cómo elaborar el ser. Llevó a Ninmah a un lugar entre los árboles, era un lugar de jaulas. En las jaul.as había extrañas criaturas, algo que nadie había visto en libertad tenían la parte superior de una especie, la parte inferior de otra criatura; ¡Enki le mostró a Ninmah criaturas de dos especies combinadas por sus esencias!

Volvieron a la Casa de la Vida, la llevaron a un lugar limpio con brillante resplandor.

Un lugar limpio, Ningishzidda le explicó a Ninmah los secretos de la esencia vital, cómo se puede combinar la esencia de dos especies, él a ella le mostró.

¡Las criaturas de las tres jaulas son muy extrañas, son monstruosas!, dijo Ninmah.

¡Sí, lo son!, respondió Enki. ¡Lograr la perfección, para eso se te necesita! ¿Cómo combinar las esencias, cuánto de ellas, cuánto de eso reunir, en qué útero comenzar la concepción, en qué útero deberá dar a luz? Para eso se necesitamos de todos tus conocimientos de ayuda y curación; ¡se necesitan los conocimientos de alguien que haya dado a luz, de alguien que sea madre! En el rostro de Ninmah había sonrisa; recordaba bien las dos hijas que había tenido con Enki.

Ninmah supervisó con Ningishzidda las fórmulas sagradas, las cuales se guardaban secretamente en los ME. Le preguntaba cómo se había hecho esto y aquello.

Examinó a las criaturas de las tres jaulas, donde contempló a las criaturas bípedas.

Las esencias se transmiten por inseminación de un macho a una hembra, las dos hembras entrelazadas se separan y combinan para forjar una descendencia.

¡Que un varón Anunakis fecunde a una hembra, para que nazca descendencia de combinación! Así dijo Ninmah. Hemos intentado, pero fallamos, dijo Enki.

El relato de cómo se creó al Trabajador Primitivo.

Enki y Ninmah, para poder forjar al ser, intentaron conseguir otra forma de mezclar las esencias, dijo Ninmah. Hay que encontrar otra forma de lograr combinar las dos hebras de las esencias, para que no resulte dañada la porción de la Tierra.

¡Se tiene que configurar para que reciba nuestra esencia gradualmente, sólo se podría intentar poco a poco a partir de las fórmulas ME dé la esencia de Nibirus!

Ninmah preparó una mezcla en un recipiente de cristal, puso con mucho cuidado el óvalo de una hembra bípeda, con ME que contenía simiente Anunakis, fecundó el óvalo; insertó de nuevo el óvalo en la matriz de la hembra bípeda.

¡Esta vez pensaban que había concepción, había que esperar un parto en el futuro! Los líderes esperaron el tiempo previsto para el nacimiento, esperaban resultados con el corazón lleno de ansiedad. ¡El tiempo previsto se cumplió, pero no hubo nacimiento!

Desesperada, Ninmah hizo un corte, lo que había sido concebido extrajo con las tenazas. ¡Era un ser vivo! Enki exclamó con regocijo. ¡Lo conseguimos!, gritó Ningishzidda jubiloso.

Ninmah sostenía en sus manos al recién nacido, pero ella no estaba llena de gozo: El recién nacido tenía pelo por todas partes, su parte superior era como las de las criaturas de la Tierra, las partes inferiores se parecían más a las de los Anunakis.

Dejaron que la hembra bípeda cuidara del recién nacido, que mamara su leche. El recién nacido creció rápido, lo que en Nibirus era un día, era un mes en el Abzu. El niño de la Tierra se hizo más alto, no era a imagen de los Anunakis; ¡sus manos no se adaptaban a las herramientas, y no emitía más que gruñidos!

¡Tenemos que volver a intentarlo!, dijo Ninmah. Hay que ajustar la mezcla;

¡Deben dejadme ensayar con los ME, dejad que haga el esfuerzo con este o aquel ME! Con la ayuda de Enki y de Ningishzidda repitieron los procedimientos, Ninmah consideró cuidadosamente las esencias de los ME, tomó un poco de uno de ellos, tomó un poco de otro de ellos, luego fecundó en el cuenco de cristal el óvalo de la hembra de la Tierra.

¡Hubo concepción, cuando se cumpliera el tiempo habría nacimiento!

Éste se parecía más a los Anunakis; dejaron que la madre le diera de mamar, dejaron que el recién nacido se convirtiera en niño.

Por su aspecto, era atractivo; sus manos estaban conformadas para sostener herramientas; pusieron a prueba sus sentidos, los encontraron deficientes: el niño de la Tierra no podía oír, su visión era vacilante. Una y otra vez, Ninmah reajustó las mezclas, de las fórmulas ME tomó pizcas y trozos; un ser tenía los pies paralizados, a otro le goteaba el semen, a otro le temblaban las manos, a otro le funcionaba mal el hígado; otro tenía las manos demasiado cortas para alcanzarse la boca, otro no tenía los pulmones adecuados para respirar.

Enki estaba decepcionado con los resultados.

¡No conseguimos el Trabajador Primitivo!, le dijo a Ninmah.

¡Estoy descubriendo a través de ensayos lo bueno o malo en este ser! Respondió Ninmah a Enki. ¡Mi corazón me anima a que siga intentándolo! Una vez más, Ninmah hizo una mezcla; una vez más, el recién nacido era deficiente.

¡Quizás el déficit no se encuentre en la mezcla!, le dijo Enki.

¡Quizás el impedimento no esté ni en el óvulo de la hembra ni en las esencias!

¡De lo que la Tierra misma está forjada, quizá sea eso lo que falta! ¡No uses un recipiente de cristales de Nibirus, hazlo de la arcilla de la Tierra!, dijo Enki.

¡Quizá se requiera lo que es la propia mezcla de la Tierra, de oro y cobre!

Así animó Enki, el que sabe cosas, a Ninmah, para que usará la arcilla del Abzu.

En la Casa de la Vida, Ninmah hizo un recipiente, lo hizo con la arcilla del Abzu.

Como un baño purificador conformó el recipiente, para hacer dentro de él la mezcla.

Puso con cuidado el óvalo de una hembra terrestre, de una bípeda, en el recipiente de arcilla, puso en el recipiente la esencia vital extraída de la sangre de un Anunakis, a través de las fórmulas ME se dirigió la esencia y poco a poco y con mesura fueron añadidas al recipiente, después, insertó el óvalo así fertilizado en la matriz de la hembra terrestre.

¡Hay concepción!, anunció alegre Ninmah. Esperaron el tiempo del nacimiento.

Cuando se cumplió el tiempo, la hembra terrestre comenzó a parir, un niño, ¡un recién nacido estaba a punto de llegar! Ninmah extrajo al recién nacido con las manos; ¡era un varón!

En sus manos sostuvo al niño; Enki y Ningishzidda estaban presentes. Los tres líderes se echaron a reír alegremente, Enki y Ningishzidda se daban palmadas en la espalda, Ninmah y Enki se abrazaron y se besaron. ¡Tus manos lo han hecho!, le dijo Enki con un destello en los ojos.

Dejaron que la madre diera de mamar al recién nacido; éste creció más rápido que un niño de Nibirus. El recién nacido progresó de mes en mes, pasó de bebé a niño. ¡Sus miembros eran adecuados para el trabajo, peo no hablaba, no comprendía las palabras, emitía gruñidos y resoplidos!

Enki valoró el asunto, tomó en consideración lo que se había hecho e cada paso y en cada mezcla. ¡De todo lo que hemos intentado y cambiado, hay una cosa que nunca ha sido alterada!, le dijo a Ninmah: siempre hemos insertado el óvalo fertilizado en la matriz de una hembra terrestre; ¡Quizás sea el problema que queda! Así dijo Enki.

Ninmah miró a Enki, lo contempló desconcertada. ¿Qué, en verdad, estás diciendo? ¡Estoy hablando de la matriz que da a luz!, le respondió Enki. De quién nutre el óvalo fertilizado, de quién da a luz; debe ser nuestra imagen y semejanza, ¡quizás se necesite una matriz Anunakis.

Anunakis!, En la Casa hubo silencio; ¡Enki estaba pronunciando palabras antes no escuchadas! Se miraron, estaban pensando que podría estar pensando cada uno.

¡Sabias son tus palabras, hermano mío!, dijo Ninmah por fin. Quizás se insertó la mezcla correcta en la matriz equivocada; Ahora bien, ¿dónde está la hembra entre los Anunakis que ofrezca su matriz, para crear quizás al Trabajador Primitivo perfecto, para llevar quizás un monstruo en su vientre? Así dijo Ninmah, con la voz temblorosa. ¡Deja que le pregunte a ella, mi esposa!, dijo Enki. Se estaba yendo, cuando Ninmah le puso la mano en el hombro: ¡No! ¡No!, le dijo a Enki.

¡Yo hice las mezclas, la recompensa y el peligro deben ser míos! ¡Seré yo la que proporcione la matriz Anunakis, la que afronte el buen o el mal hado!

Enki inclinó la cabeza, la abrazó muy suavemente. ¡Así sea! Ellos hicieron nuevamente la mezcla en el recipiente de arcilla, unieron el óvalo de una hembra terrestre con la esencia masculina Anunakis, Enki insertó el óvulo fertilizado en la matriz de Ninmah; ¡hubo concepción! ¿El embarazo, concebido por una mezcla, cuánto durará?, se preguntaron uno a otro. ¿Serán nueve meses de Tibiru? ¿Será nueve meses de la Tierra?

Después que, en la Tierra, antes que en Nibirus, llegó el parto; ¡Ninmah dio a luz a un varón!

Enki sostuvo entre sus manos al niño; era la imagen de la perfección. Palmeó las partes traseras del niño; ¡el recién nacido emitió los sonidos adecuados! Le pasó el recién nacido a Ninmah; ella lo levantó entre sus manos. ¡Mis manos lo han hecho!

Viene ahora el relato de cómo se le puso por nombre Adamu, y de cómo se hizo Ti-Amat para él, una contraparte hembra.

Los líderes examinaron con atención el aspecto y los miembros del recién nacido: sus orejas tenían buena forma, no tenía los ojos obstruidos, tenía los miembros adecuados, conformados como piernas en la parte inferior y como manos en la parte superior.

No era peludo como los salvajes, su cabello era negro oscuro, su piel era tersa, tersa como la piel de los Anunakis, el color de su sangre era rojo oscuro, del mismo tono que la arcilla del Abzu.

Miraron su hombría: su forma era extraña, la parte delantera estaba envuelta con una piel. ¡A diferencia de la hombría de los Anunakis, le colgaba una piel de la parte delantera! ¡Que el Terrestre se distinga de nosotros, los Anunakis, por esta piel!, dijo Enki. El recién nacido empezó a llorar; Ninmah lo estrechó contra su pecho; le dio el pecho, el niño se puso a chupar del pecho.

¡Hemos conseguido la perfección!, dijo Ningishzidda eufórico.

Enki miraba fijamente a su hermana; no estaba viendo a Ninmah y a un ser, sino a

madre e hijo.

¿Le pondrás un nombre?, preguntó Enki. ¡Es un ser, no una criatura!

Ninmah puso su mano sobre el cuerpo del recién nacido, acarició con sus dedos su roja y oscura piel. ¡Le llamaré Adamu!, dijo Ninmah.

¡El Que Como Arcilla de la Tierra Es, ése será su nombre!

Hicieron una cuna para el recién nacido Adamu, lo pusieron en un rincón de la Casa de la Vida.

¡Verdaderamente, hemos conseguido un modelo del Trabajador Primitivo!, dijo Enki. ¡Ahora se necesita un ejército de trabajadores como él!, les recordó Ningishzidda a sus mayores.

¡En verdad, será un modelo; por lo que a él se refiere, será tratado como un primogénito, del duro trabajo se le protegerá, ¡su sola esencia será como un molde! Así dijo Enki; Ninmah quedó muy complacida con su decreto. ¿Qué matrices llevarán los óvalos fertilizados a partir de ahora?, preguntó Ningishzidda.

Los líderes ponderaron el asunto; Ninmah ofreció una solución. Ninmah reunió a las sanadoras de su ciudad, Shurubak; les explicó el trabajo que se requería de ellas, las llevó hasta la cuna de Adamu, para que apreciaran al recién nacido Terrestre. ¡No es un mandato llevar a cabo este trabajo!, les dijo Ninmah: ¡Vuestro propio deseo es la decisión!

De las Anunakis reunidas, siete se adelantaron, siete aceptaron la tarea.

¡Que se recuerden sus nombres para siempre!, le dijo Ninmah a Enki. ¡Su trabajo es heroico, gracias a ellas nacerá una raza de los Trabajadores Primitivos! Las siete que se adelantaron, cada una anunció su nombre; Ningishzidda registró sus nombres:

Ninimma, Shuzianna, Ninmada, Ninbara, Ninmug, Musardu y Ningunna.

Éstos fueron los nombres de las siete que, por deseo propio, madres de nacimiento iban a ser. Para concebir, debían de llevar Terrestres en sus matrices y de esta forma, crear a los Trabajadores Primitivos.

En los recipientes de arcilla, se pusieron los óvalos de las hembras, Ninmah extrajo la esencia vital de Adamu, y la insertó poco a poco en los recipientes.

Después, hizo una incisión en las partes masculinas de Adamu para sacar una gota de sangre, como Signo de Vida; ¡proclamando que la Carne y el Alma se combinaron!

¡En esta mezcla de arcilla, lo Terrestre y lo Anunakis se enlazarán! Así dijo Ninmah.

¡A la unidad las dos esencias, una del Cielo, una de la Tierra, juntas se llevarán! ¡La de la Tierra y la de Nibirus, se enlazarán por un parentesco sanguíneo! Esto pronunció Ninmah; Ningishzidda también tomó nota de sus palabras.

Los óvalos fertilizados se insertaron en las matrices de las heroínas alumbradoras.

Hubo concepción; por anticipado, se calculó el tiempo previsto.

¡En el tiempo previsto, tuvieron lugar los partos!

En el tiempo previsto, nacieron siete Terrestres varones, sus rasgos eran los adecuados, emitían buenos sonidos; fueron amamantados por las heroínas.

¡Se han creado siete Trabajadores Primitivos!, dijo Ningishzidda. ¡Repítase el procedimiento, que siete más asuman el trabajo!

¡Hijo mío!, le dijo Enki. ¡Ni siquiera de siete en siete será suficiente, harían falta demasiadas heroínas sanadoras, su trabajo de este modo se haría eterno!

¡Ciertamente, es un trabajo demasiado exigente, es poco menos que insoportable!, les dijo Ninmah.

¡Tenemos que hacer hembras!, dijo Enki, para que sean las parejas de los varones.

Que se conozcan, para que los dos se hagan una sola carne. ¡Que puedan procrear por sí solos, que hagan su propia prole, que por sí mismos hagan nacer Trabajadores Primitivos, para relevar a las mujeres Anunakis! ¡Tienes que cambiar las fórmulas ME, ajustarías de varón a hembra!

Así le dijo Enki a Ningishzidda. ¡Para hacerle una pareja para Adamu, es necesaria la concepción en la matriz de una Anunakis!

Así le respondió Ningishzidda a su padre Enki. Enki dirigió su mirada hacia Ninmah; antes de que ella pudiera hablar, él levantó la mano.

¡Deja que esta vez llame a mi esposa Ninki!, dijo con voz poderosa, ¡Si está dispuesta, que sea ella quien cree el molde para la hembra Terrestre!

Al Abzu, llamo a Ninki a la Casa de la Vida, le mostraron a Adamu, se lo explicaron todo, le dieron explicaciones del trabajo que se requería, le dieron cuenta del éxito y del peligro que podría existir.

Ninki estaba fascinada con el trabajo. ¡Hágase!, les dijo. Ningishzidda hizo los ajustes de las fórmulas ME, con la mezcla se fertilizó un óvalo, Enki lo insertó en la matriz de su esposa; lo hizo con mucho cuidado.

Hubo concepción; en el tiempo previsto, Ninki se puso de parto; no hubo nacimiento.

Ninki y Ninmah contaron los meses; El décimo mes, un mes de malos hados, empezaron a llamar. Ninmah, la dama cuya mano había abierto matrices, hizo una incisión con un cortador.

Llevaba la cabeza cubierta, clon protecciones en las manos; hizo la abertura con destreza, la cara se le iluminó de pronto: lo que había en la matriz, de la matriz salió. ¡Una hembra! ¡Has dado a luz a una hembra!, le dijo con regocijo a Ninki.

Examinaron con atención el aspecto y los miembros de la recién nacida, sus orejas tenían buena forma, no tenía los ojos obstruidos, tenía los miembros adecuados, conformados como piernas en la parte inferior y como manos en la parte superior.

No era peluda, como las arenas de la playa era el color de su cabello, su piel era tersa, era como la de los Anunakis en tersura y en color.

Ninmah sostuvo en sus manos a la niña. Le dio una palmada en la parte trasera; ¡La recién nacida emitió los sonidos adecuados!

Le pasó la recién nacida a Ninki, la esposa de Enki, para amamantarla, la nutriera y la cuidara.

¿Le pondrás nombre?, le preguntó Enki a su esposa. Es un ser, no una criatura.

¡Está hecha a tu imagen y semejanza, está hecha a la perfección, has logrado un modelo para trabajadoras hembras!

Ninki puso la mano sobre el cuerpo de la recién nacida, acarició su piel con los dedos. ¡Ti-Amat será su nombre, la Madre de la Vida!, dijo Ninki.

Será llamada como el planeta de antaño, del cual se forjaron la Tierra Luna, de las esencias vitales de su matriz se moldearán otras alumbradoras, ¡así darán la vida a una multitud de Trabajadores Primitivos!

Así dijo Ninki; los demás pronunciaron palabras de acuerdo.

Viene ahora el relato de Adamu y Ti-Amat en el Edin, y de cómo se les dio el Conocimiento de la procreación y al Abzu fueron expulsados.

Después de que fuera hecha Ti-Amat en la matriz de Ninki, en siete de los recipientes hechos de arcilla del Abzu puso Ninmah óvalos de hembras bípedas.

Extrajo la esencia vital de Ti-Amat y la insertó en los recipientes. En los siete recipientes, hechos de arcilla del Abzu, Ninmah formó la mezcla; pronunció encantamientos, como requería el procedimiento. En las matrices de las heroínas alumbradoras se insertaron los óvalos fertilizados. Hubo concepción, en el tiempo previsto hubo alumbramientos, en el tiempo previsto, nacieron siete hembras Terrestres. Sus rasgos eran los adecuados, emitían buenos sonidos.

Así se crearon las siete homologas femeninas de los Trabajadores Primitivas.

¡Después de ser así creados los Terrestres, inseminen los varones a las hembras, que los

Trabajadores Primitivos tengan descendencia por sí mismos!

Así dijo Enki a los demás. ¡Despúes del tiempo previsto, los descendientes tendrán otros descendientes, abundante será el número de Trabajadores Primitivos, ellos realizaran los trabajos duros de los Anunakis!

Enki y Ninki, Ninmah y Ningishzidda estaban contentos, bebieron del elixir del fruto.

Se hicieron jaulas para los siete y siete, las pusieron entre los árboles; ¡Que crezcan juntos, alcancen la virilidad y la femineidad, inseminen los varones a las hembras, tengan descendencia por sí mismos!

¡En cuanto a Adamu y a Ti-Amat, se les protegerá de los duros trabajos de

las excavaciones, llevémoslos al Edin, para mostrar allí nuestra obra a los Anunakis!

Así dijo Enki a los demás; con esto coincidieron todos.

A Eridú, la ciudad de Enki en el Edin, fueron llevados Adamu y Ti-Amat, se les construyó una morada en un recinto, para que pudieran vagar por allí.

Los Anunakis del Edin vinieron a verlos, vinieron del Lugar de Aterrizaje.

Enlil vino a verlos; su disgusto disminuyó ante su visión. Ninurta vino a verlos; Ninlil también.

Desde la estación de paso en Lahmu, Marduk, el hijo de Enki, también

bajó a ver. ¡Era una visión de lo más sorprendente, una maravilla de las maravillas!

Vuestras manos lo han hecho, dijeron los Anunakis a los forjadores.

Los Igigi, que iban y venían entre la Tierra y Lahmu, estaban todos muy expectantes también.

¡Se han hecho los Trabajadores Primitivos, nuestros días de esfuerzos llegarán a un fin! Así decían todos.

En el Abzu, los recién nacidos crecieron, los Anunakis esperaban ansiosamente su maduración.

Enki era el supervisor, Ninmah y Ningishzidda también llegaron.

En las excavaciones, los Anunakis se quejaban, cediendo el paso de la paciencia a la impaciencia.

Enki preguntaba a menudo a Ennugi, el supervisor; éste le transmitía las protestas, pidiendo los Trabajadores Primitivos.

Las vueltas de la Tierra crecieron en número, retardando rasaba la madurez de los Terrestres. Se observó que entre las hembras no había concepción, no había nacimientos.

Ningishzidda se hizo un diván de hierba junto a las jaulas de entre los árboles; estuvo observando a los Terrestres día y noche para determinar sus acciones.

¡En verdad, los vio emparejarse, los varones inseminaban a las hembras!

Pero no había concepción, no había nacimientos.

Enki ponderó el asunto y reflexionó sobre las criaturas combinadas.

¡Ninguna, ninguna de ellas ha tenido descendencia! ¡Al combinar dos especies, se ha creado una maldición!, dijo Enki a Id a los demás.

¡Examinemos de nuevo las esencias de Adamu y Ti-Amat!, dijeron, estudiemos poco a poco sus ME para averiguar lo que está mal.

En Shurubak, en la Casa de Sanación, se contemplaron las esencias de

Adamu y Ti-Amat, se compararon con las esencias vitales de varones y hembras Anunakis. Ningishzidda separó las esencias como dos serpientes entrelazadas, las esencias estaban dispuestas como veintidós ramas en un Árbol de la Vida, sus porciones eran comparables, se determinaban en forma adecuada las imágenes y semejanzas. Veintidós eran en número; ¡no incluían la capacidad de procrear!

Ningishzidda les mostró a los demás otras dos porciones de la esencia presentes en los Anunakis. Una masculina, otra femenina; ¡sin ellas, la capacidad de procrear no había procreación! Así les explicaba él a ellos.

¡En los moldes de Adamu y Ti-Amat, en la combinación realizada, no se incluyeron! Ninmah escuchó esto y se quedó muy turbada; Enki se vio inundado de frustración.

¡El clamor en el Abzu es grande, se está preparando de nuevo el motín!

Así les dijo Enki. ¡Hay que procurar Trabajadores Primitivos, para que no se deje de extraer el oro!

Ningishzidda, experto en estos asuntos, propuso una solución; a sus mayores, Enki y Ninmah, les dijo en un susurro en la Casa de Sanación.

Entre todos, hicieron salir a las heroínas que ayudaban a Ninmah, cerraron las puertas tras ellos, y se quedaron los tres a solas con los dos Terrestres. Ningishzidda hizo descender un profundo sueño sobre los otros cuatro,a los cuatro hizo insensibles.

De la costilla de Enki extrajo la esencia vital, en la costilla de Adamu insertó la esencia vital de Enki; de la costilla de Ninmah extrajo la esencia vital, en la costilla de Ti-Amat insertó la esencia vital.

Allí donde se hicieron las incisiones, Ningishzidda cerró la carne después. Luego, Ningishzidda los despertó a los cuatro. ¡Ya está hecho!, declaró con orgullo.

¡Al Árbol de la Vida de ellos se le han añadido dos ramas, con fuerzas procreadoras se han entrelazado ahora sus esencias vitales! ¡Dejémosles vagar libremente, que se conozcan entre sí como una sola carne!, dijo Ninmah. En los huertos del Edin se puso a Adamu y a Ti-Amat para que vagaran libremente.

Tomaron conciencia de su desnudez, se hicieron conscientes de su virilidad y su femineidad. Ti-Amat se hizo un mandil de hojas, para distinguirse de las bestias salvajes. Enlil paseaba por el huerto con el calor del día, disfrutaba de las sombras.

Se encontró de improviso con Adamu y con Ti-Amat, se dio cuenta de los mandiles con los que cubrían su bajo vientre.

¿Qué significa esto?, preguntó Enlil; Enki le convocó para explicárselo. Enki le explicó a Enlil el asunto de la procreación: Los siete y siete han fracasado, le admitió a Enlil; Ningishzidda examinó las esencias vitales, ¡hacía falta una combinación adicional!

Grande fue el enfado de Enlil, furiosas eran sus palabras: Nada de todo esto era de mi agrado, yo me oponía a que actuáramos como Creadores.

¡El ser que necesitamos ya existe! Eso dijiste tú, Enki.

¡Todo lo que tenemos que hacer es poner nuestra señal en él, para así forjar a   los Trabajadores Primitivos!

¡A las mismas heroínas sanadoras se las ha hecho correr riesgos, tanto a Ninmah como a Ninki se les ha puesto en peligro, todo en vano, tu obra era un fracaso!

¡Ahora les has dado a estas criaturas las últimas porciones de nuestra esencia vital, para que sean como nosotros en el conocimiento de la procreación, quizás para conferirles a ellos nuestros ciclos vitales!

Así, con palabras iracundas, habló Enlil.

Enki llamó a Ninmah y a Ningishzidda para apaciguar con sus palabras a Enlil.

¡Mi señor Enlil!, dijo Ningishzidda. ¡Han recibido el conocimiento de la procreación, pero no se les ha dado la rama de la Larga Vida en su árbol esencial!

Después habló Ninmah, le dijo a su hermano Enlil:

¿Qué elección teníamos, hermano mío? ¿Que acabara todo en el fracaso, que afrontara Nibirus su fatídica suerte, intentar, intentar, intentar, y hacer que asuman el trabajo los Terrestres a través de la procreación?

¡Entonces, que estén donde se les necesita!, dijo Enlil furioso. ¡Al Abzu, lejos del Edin, sean expulsados!

LA SÉPTIMA TABLILLA

¡Al Abzu, lejos del Edin (Edén), sean expulsados!

Así lo ordenó Enlil; Adamu y Ti-Amat fueron expulsados desde el Edin al Abzu.

Enki los puso en un recinto entre los árboles; los dejó para que se conocieran. Enki vio con alegría lo que Ningishzidda había provocado: Ti-Amat estaba retozando con un niño.

Ninmah vino para observar el parto: ¡un hijo y una hija, gemelos, les han nacido a los Seres Terrestres!

Ninmah y Enki veían a los recién nacidos con asombro, era una maravilla como crecían y se desarrollaban; los días eran como meses, los meses acumulaban años para la Tierra. ¡Para cuando Adamu y Ti-Amat tuvieron otros hijos e hijas, los primeros ya estaban procreando por sí mismos!

Antes de que hubiera pasado un mes de Nibirus, los Terrestres pro-creaban.

A los Trabajadores Primitivos se les había dotado de entendimiento, entendían los mandatos; estaban anhelando estar con los Anunakis, trabajaban duro y bien con sus raciones de comida, no se quejaban del calor ni del polvo, no refunfuñaban diciendo estar derrengados; los Anunakis del Abzu se vieron liberados de las penurias del trabajo.

El vital oro iba llegando a Nibirus, la atmósfera de Nibirus iba sanando lentamente;

La Misión-Tierra proseguía para satisfacción de todos.

Entre los Anunakis, Aquellos Que del Cielo a la Tierra Vinieron, también había desposorios y procreación.

Los hijos de Enlil y Enki, de entre hermanas y hermanastras, de entre heroínas sanadoras tomaron esposas. A ellos, les nacieron hijos e hijas en la Tierra;

Aunque estaban dotados con los ciclos vitales de Nibirus, se vieron acelerados por los ciclos de la Tierra.

El que aún había estado en pañales en Nibirus, en la Tierra se había convertido en niño; el que había comenzado a gatear estando en Nibirus, naciendo en la Tierra ya estaba corriendo por ahí.

Mucha alegría hubo cuando les nacieron gemelos a Nannar y Ningal, una hija y un hijo tuvieron; Ningal les llamó Inanna y Utu. ¡Con ellos, se hacía presente la tercera generación de Anunakis en la Tierra! Se les asignaron trabajos a los descendientes de los líderes; se repartieron algunas faenas de antaño, entre los descendientes se hacían más fáciles;

A las faenas de antaño, se les añadían nuevas tareas. Sobre la Tierra el calor era creciente, la vegetación florecía, criaturas salvajes recorrían la tierra; las lluvias eran más fuertes, los ríos manaban, había que reparar las moradas. Sobre la Tierra cada vez hacía más calor, las zonas de blanca nieve se fundían en agua, los océanos no contenían las barreras de los mares.

Desde las profundidades de la Tierra, los volcanes arrojaban fuego y azufre, el suelo temblaba cada vez que la Tierra se sacudía. En el Mundo Inferior, el lugar de color blanco de nieve, la Tierra gruñía; en la punta del Abzu, Enki estableció un lugar de observación, confió el mando a su hijo Nergal y a su esposa Ereshkigal. ¡Algo desconocido, algo insólito, se está fraguando allí abajo!, dijo Nergal a su padre, Enki. En Nibru-ki, el lugar del Enlace Cielo-Tierra, Enlil observaba las vueltas celestes, comparaba los movimientos celestes con los ME-de las Tablillas de Destinos;

¡Hay alboroto en los cielos!, le dijo Enlil a su hermano Enki.

Desde el planeta Lahmu, el lugar de la estación de paso, Marduk se quejaba a Enki, su padre.

¡Fuertes vientos están perturbando, están levantando irritantes tormentas de polvo!

Estas palabras le transmitieron Marduk a su padre, Enki: ¡En el Brazalete Repujado está habiendo trastornos! Sobre la Tierra, caía azufre del cielo.

Demonios despiadados que causaban estragos, se acercaban en forma violenta a la Tierra, se inflamaban con fuegos llameantes en el cielo.

Traían la oscuridad a un día claro, hacían estragos con tormentas y Vientos Malignos.

Estaban atacando la Tierra como proyectiles pétreos, Kingu, la Luna de la Tierra, y Lahmu también, se veían afligidos por estos estragos, ¡los rostros de los tres se veían cubiertos con innumerables señales!

Enlil y Enki le transmitieron a Anu, el rey, palabras urgentes, alertaron a los sabios de Nibirus:

¡La Tierra, la Luna y Lahmu se enfrentan a una calamidad desconocida!

Desde Nibirus, los sabios respondieron; sus palabras no calmaron los corazones de los líderes: en los cielos, la familia del Sol estaba tomando posiciones, los celestiales, de los cuales la Tierra es el séptimo, estaban eligiendo lugares. En los cielos, Nibirus se aproximaba, se acercaba a la morada del Sol. Nibirus se veía perturbado por los siete, en una hilera dispuestos, el sendero a través del Brazalete Repujado había desaparecido, ¡había estado desplazando trozos y piezas del Brazalete! Despojado de la barrera celestial, Lahamu con Mummu se agazapaban cerca del Sol, en los cielos, Lahamu había abandonado su gloriosa morada, se veía atraída hacia Nibirus, el rey celestial, ¡una reina del cielo deseaba ser! Para contenerla, Nibirus hizo aparecer un monstruoso demonio desde la profundidad celestial.

Un monstruo que perteneció alguna vez al ejército de Tiamat, forjado en las Batallas Celestiales desde la profundidad, se abrió camino, despertado de su sueño por Nibirus. Como un dragón flameante, se extendía desde el horizonte hasta la mitad del cielo, una legua tenía su cabeza, cincuenta leguas de largo tenía, su cola era impresionante.

Por el día, oscurecía los cielos de la Tierra. Por la noche, arrojaba un hechizo de oscuridad sobre el rostro de la Luna. A sus hermanos, los celestiales, Lahamu pidió ayuda: ¿Quién se enfrentará al dragón, ¿quién lo detendrá y lo matará?, preguntaba. Sólo el valiente King u, en otro tiempo protector de Tiamat, se adelantó para responder. King u se apresuró para interceptar al dragón en su sendero: Fiero fue el encuentro, una tempestad de nubes se levantó sobre King u; King u se sacudió hasta sus cimientos, la Luna se estremeció y tembló por el impacto.

Después, el trastorno celeste se calmó, Nibirus volvía a su distante morada en lo Profundo, Lahamu no abandonó su morada, los proyectiles pétreos cesaron en su lluvia sobre la Tierra y Lahmu. Enki y Enlil se reunieron con Marduk y Ninurta, para emprender la inspección de los estragos.

Enki inspeccionó los cimientos de la Tierra, examinó lo que había acontecido con sus plataformas. Midió las profundidades de los océanos, exploró las montañas de oro y cobre de los lejanos rincones de la Tierra. No habrá escasez del oro vital. Así dijo Enki. En el Edin, Ninurta fue el inspector, donde las montañas temblaron y los valles se estremecieron, en su nave celeste, se elevó y viajó. La Plataforma de Aterrizaje estaba intacta; ¡en los valles del norte, la Tierra derramaba líquidos ígneos! Así le contaba Ninurta a su padre, Enlil; descubrió brumas sulfúricas y betunes.

En Lahmu, la atmósfera estaba dañada, las tormentas de polvo interferían con la vida y con el trabajo, Así le decía Marduk a Enki. ¡Deseo volver a la Tierra!, desveló a su padre.

Enlil volvió de nuevo sobre sus antiguos planes, reconsideró las ciudades que había planeado y sus funciones.

¡Hay que establecer en el Edin un Lugar del Carro!, les dijo a los demás. Les mostró los antiguos diseños del trazado sobre la tablilla de cristal.

El transporte desde el Lugar de Aterrizaje hasta la estación de paso en Lahmu ya no es seguro, ¡tenemos que ser capaces de subir hasta Nibirus desde la Tierra! Así les habló Enlil.

Desde el primer amerizaje, se contaban ya ochenta Shars.

Viene ahora el relato del viaje a la Luna de Enki y Marduk, y de cómo Enki pudo determinar los tres Caminos del Cielo y las constelaciones.

¡Que se establezca el Lugar de los Carros, cerca de Bad-Tibira, la Ciudad del Metal, desde allí, ¡llévese el oro directamente desde la Tierra a Nibirus en los carros! Estas palabras les dijo Ninurta, el comandante de Bad-Tibira.

Enlil tuvo en cuenta las palabras de Ninurta, su hijo; estaba orgulloso de la sabiduría de su hijo.

Enlil le transmitió rápidamente el plan a Anu, el rey, diciéndole estas palabras:

Que se establezca un Lugar de Carros Celestiales en el Edin, que se construya cerca del lugar donde se funde y se refina el mineral de oro.

¡Llévese el oro puro en los carros directamente desde la Tierra hasta Nibirus, que héroes y suministros sean traídos directamente a la Tierra desde Nibirus!

¡De gran mérito es el plan de mi hermano!, dijo Enki a su padre Anu. Pero una gran desventaja alberga en su núcleo: ¡la atracción de la red de la Tierra es mucho mayor que la de Lahmu; ¡para superarla, nuestras energías quedarán exhaustas!

Antes de que haya prisa por decidir, examinemos una alternativa: ¡Cerca de la Tierra hay un acompañante, se trata de la Luna! La atracción de su red es más pequeña, de ahí que se precise poco esfuerzo para ascender y descender. ¡Considerémosla como estación de paso, que se nos permita a Marduk y a mí viajar hasta allí!

Anu, el rey, presentó a la consideración de consejeros y sabios los dos planes. ¡Examínese primero la Luna!, le aconsejaron al rey. ¡Examínese primero la Luna!, transmitió Anu la decisión a Enki y a Enlil. Enki se alegró enormemente; la Luna siempre le había resultado atractiva, siempre se había preguntado si habría aguas ocultas en algún lugar, y qué atmósfera poseía.

En las noches de insomnio, había observado embelesado su frío disco plateado, sus crecientes y decrecientes jugaban con el Sol, y se le antojaba una maravilla entre las maravillas. Enki deseaba descubrir los secretos que la Luna conservaba desde el Principio.

En una nave espacial, hicieron Enki y Marduk su viaje hasta la Luna; tres veces circundaron a la compañera de la Tierra, observaron la profunda herida que le había causado el dragón, la cara de la Luna estaba marcada con muchas depresiones, obra de los destructivos demonios. En un lugar de ondulantes colinas hicieron descender la nave espacial, en su mitad aterrizaron; desde aquel lugar pudieron observar la Tierra y la amplitud de los cielos. Tuvieron que ponerse los cascos de águilas; la atmósfera era insuficiente para respirar.

Dieron un paseo con facilidad, fueron en esta y en aquella dirección; la obra del maligno dragón fue de sequedad y desolación. ¡No se parece a Lahmu, no es adecuado para una estación de paso!, dijo Marduk a su padre.

¡Vámonos de este lugar, volvamos a la Tierra! ¡No te precipites, hijo mío! Así le dijo Enki a Marduk. ¿Acaso no estás hechizado con la danza celestial de la Tierra, la Luna y el Sol?

Desde aquí, la visión está despejada, la región del Sol está a mano, la Tierra no cuelga de nada, como un globo en el vacío. ¡Con nuestros instrumentos, podemos explorar los cielos distantes, en esta soledad podemos admirar la obra del Creador de Todo!

¡Quedémonos, observemos las vueltas, cómo circunda la Luna a la Tierra,

cómo hace sus vueltas la Tierra alrededor del Sol!

Así le hablaba Enki a su hijo Marduk, excitado por lo que veía.

Marduk se persuadió con las palabras de su padre; hicieron su morada en la nave espacial.

Durante una vuelta de la Tierra, durante tres vueltas, permanecieron en la Luna; midieron sus movimientos con respecto a la Tierra, calcularon la duración de un mes.

Durante seis vueltas de la Tierra, durante doce vueltas alrededor del Sol, midieron el año de la Tierra.

Tomaron nota de cómo se emparejaban ambos, haciendo desaparecer a las luminarias.

Después, prestaron atención a la región del Sol, estudiaron los senderos de Mummu y de Lahamu.

Junto con la Tierra y la Luna, Lahmu constituía la segunda región del Sol, seis eran los celestiales de las Aguas Inferiores. Así le explicó Enki a Marduk.

Seis eran los celestiales de las Aguas Superiores, estaban más allá de la barrera, del Brazalete Repujado:

Anshar y Sisar, Anu y Nudimmud, Gaga y Nibirus; éstos eran los otros seis, eran doce en total, doce era la cuenta del Sol y su familia. De los trastornos más recientes, Marduk inquirió a su padre:

¿Por qué han tomado plazas en una hilera siete celestiales? Así preguntó a su padre.

Enki consideró entonces sus vueltas alrededor del Sol;

Enki observó con atención la gran banda de éstos alrededor del Sol, su progenitor,

las posiciones de la Tierra y la Luna marcaron Enki en un mapa, Por los movimientos de Nibirus, no descendiente del Sol, esbozó la anchura de la gran banda.

El Camino de Anu, el rey, decidió Enki nombrarla.

En la amplitud de los cielos profundos, padre e hijo observaron las estrellas;

Enki estaba fascinado con sus proximidades y agrupamientos.

Dibujó imágenes de doce constelaciones, de horizonte a horizonte, en toda la vuelta de los cielos. En la Gran Banda, el Camino de Anu, emparejó a cada una con los doce de la familia del Sol, a cada una le designó una estación, por nombres serían llamadas. Luego, en los cielos por debajo del Camino de Anu, por donde Nibirus se aproxima al Sol, diseñó un camino parecido a una banda, lo designó el Camino de Enki; también le asignó a él doce constelaciones por sus formas. A los cielos por encima del Camino de Anu, a la Hilera Superior, la llamó el Camino de Enlil, también agrupó allí las estrellas en doce constelaciones. Treinta y seis fueron las constelaciones, en los tres Caminos estaban ubicadas.

En lo sucesivo, cuando Nibirus se acerque y se vaya, desde la Tierra su curso será conocido por las estaciones de estrellas, ¡Así se designará la posición de la Tierra mientras viaja alrededor del Sol! Enki le indicó a Marduk el inicio del ciclo, la medida del Tiempo Celestial: Cuando llegué a la Tierra, la estación a la que di final, la Estación de los Peces fue nombrada, ¡La nombré con mi propio nombre! «El de las aguas». Así dijo Enki, con satisfacción y orgullo, a su hijo Marduk. Tu sabiduría abarca los cielos, tus enseñanzas sobrepasan mi propia comprensión, ¡pero en la Tierra y en Nibirus, el conocimiento y el gobierno andan separados! Así le dijo Marduk a su padre. ¡Hijo mío! ¡Hijo mío! ¿Qué es lo que no sabes, qué es lo que echas en falta?, le dijo Enki.

¡Los secretos de los cielos, los secretos de la Tierra he compartido contigo! ¡Ay, padre mío!, dijo Marduk. Había angustia en su voz. Cuando los Anunakis en el Abzu dejaron de trabajar y te pusiste a forjar al Trabajador Primitivo, no mi madre, sino Ninmah, la madre de Ninurta, para ayudarte fue convocada, no yo, sino Ningishzidda, de mí el más joven, para ayudarte fue invitado, ¡con ellos, no conmigo, tus conocimientos de la vida y la muerte compartiste! ¡Hijo mío!, le respondió Enki a Marduk. ¡A tu mandato fue dado de los Igigi y Lahmu ser supremo!

¡Ay, padre mío!, le dijo Marduk. ¡De la supremacía, por el hado hemos sido privados!

Tú, padre mío, eres el Primogénito de Anu; sin embargo, Enlil, y no tú, es el Heredero Legal; tú, padre mío, fuiste el primero en amerizar y en fundar Eridú, sin embargo, Eridú está en los dominios de Enlil, los tuyos están en el distante Abzu.

Yo soy tu Primogénito, de tu esposa legítima en Nibirus nací, sin embargo, el oro se reúne en la ciudad de Ninurta, para de allí enviarlo o retenerlo, la supervivencia de Nibirus está en sus manos, no en mis manos.

Ahora volvemos a la Tierra; ¿cuál será mi trabajo, el hado me destina a la fama y la realeza, o a ser humillado de nuevo?

En silencio, Enki abrazó a su hijo, en la desolada Luna le hizo una promesa: ¡Eso de lo cual se me ha privado a mí, tu destino futuro será! ¡Tu tiempo celestial llegará, una estación mía junto a la tuya habrá! Viene ahora el relato de Sippar, el Lugar de los Carros en el Edin y de cómo los Trabajadores Primitivos volvieron al Edin.

Durante muchas vueltas de la Tierra, padre e hijo estuvieron ausentes de la Tierra;

en la Tierra, no se llevaba a cabo ningún plan; en Lahmu, los Igigi estaban alborotados.

Enlil le transmitió a Anu palabras secretas, sus preocupaciones le transmitió a Anu desde Nibru-ki: Enki y Marduk han ido a la Luna, durante incontables vueltas se han quedado allí.

Sus acciones son un misterio, no se sabe lo que están tramando; Marduk ha abandonado la estación de paso de Lahmu, los Igigi están ansiosos, la estación de paso se ha visto afectada por tormentas de polvo, los daños que pueda haber nos son desconocidos.

El Lugar de los Carros en el Edin debe ser construido, desde allí se llevará el oro directamente de la Tierra a Nibirus, a partir de entonces, ya no será necesaria una estación de paso en Lahmu; ése es el plan de Ninurta, su entendimiento es grande en estas materias, ¡Establézcase el Lugar de los Carros en Bad-Tibira, sea Ninurta su primer comandante!

Anu dio mucha consideración a las palabras de Enlü; a Enlil, una respuesta le dio: Enki y Marduk están volviendo a la Tierra. ¡Escuchemos primero sus palabras de lo que en la Luna han descubierto! De la Luna partieron Enki y Marduk, a la Tierra regresaron; dieron cuenta de las condiciones allí; ¡no es viable una estación de paso ahora!, informaron.

¡Que se construya el Lugar de los Carros!, dijo Anu. ¡Sea Marduk su comandante!, dijo Enki a Anu. ¡Esa tarea está reservada para Ninurta!, gritó Enlil con rabia. ¡Ya no hace falta comando para los Igigi, Marduk tiene conocimientos de esos trabajos, que se haga cargo Marduk del Pórtico del Cielo! Así le dijo Enki a su padre. Anu reflexionó sobre el asunto con preocupación: ¡Ahora los hijos se ven afectados por las rivalidades!

Con sabiduría estaba dotado Anu, con sabiduría tomó sus decisiones: El Lugar de los Carros para conducir el oro por nuevos caminos está designado, pongamos en manos de una nueva generación lo que viene a partir de ahora.

Ni Enlil ni Enki, ni Ninurta ni Marduk estarán al mando, ¡que asuma la responsabilidad la tercera generación, sea Utu el comandante! ¡Constrúyase el Lugar de los Carros Celestiales, sea su nombre Sippar, Ciudad Pájaro!

Ésta fue la palabra de Anu; inalterable fue la palabra del rey. La construcción comenzó en el Shar ochenta y uno, se siguieron los planos de Enlil.

Nibru-ki estaba en el centro, Enlil lo designó como Ombligo de la Tierra, por su ubicación y por distancias, las ciudades de antaño se situaron como en círculos, se dispusieron como una flecha, desde el Mar Inferior hacia las montañas él trazó una línea sobre los picos gemelos de Arrata, hasta los cielos en norte, donde la flecha intersectaba la línea de Arrata, marcó el lugar de Sippar, en el Lugar de los Carros de la Tierra; ¡a él lo llevaban directamente la flecha, desde Nibru-ki estaba exactamente ubicado por un círculo igual!

Ingenioso era el plan, todos se maravillaban por su precisión.

En el octogésimo segundo Shar se terminó la construcción de Sippar; se le dio el mando al héroe Utu, nieto de Enlil. Se forjó para él un casco de águila, se decoró con alas de águila.

Anu llegó en el primer carro que, desde Nibirus, vino directamente hasta Sippar; deseaba ver por sí mismo las instalaciones, quería maravillarse con lo que se había conseguido.

Para la ocasión, los Igigi, comandados por Marduk, bajaron de Lahmu a la Tierra, desde el Lugar de Aterrizaje y desde el Abzu vinieron los Anunakis.

Hubo palmadas en las espaldas y vítores, fiesta y celebración. Inanna, nieta de Enlil, obsequió a Anu con cantos y danzas; antes de partir, Anu convocó a los héroes y a las heroínas.

¡Una nueva era ha comenzado! Así les dijo. ¡Con el suministro directo de la salvación dorada, el fin del duro trabajo está próximo!

En el momento que tengamos suficiente oro de protección amontonado y almacenado en Nibirus, podrá reducirse el trabajo en la Tierra, ¡héroes y heroínas volverán a Nibirus! Esto prometió Anu, el rey, a los allí reunidos, les transmitió una gran esperanza:

¡Unos cuantos Shares más de duro trabajo, y volverán a casa!

Anu ascendió de vuelta a Nibirus con mucha pompa; oro, oro puro llevaba con él. Utu llevó a cabo su nueva tarea con cariño; Ninurta conservó el mando en Bad-Tibira.

Marduk no volvió a Lahmu; tampoco fue al Abzu con su padre. Deseaba vagar por todas las tierras, recorrer la Tierra en su nave celeste, de los Igigi, algunos en Lahmu, otros en la Tierra, se hizo a Utu comandante. Tras el regreso de Anu a Nibirus, los líderes en la Tierra tenían grandes expectativas: esperaban que los Anunakis trabajaran con renovado vigor. Amasar rápidamente oro, para volver a casa cuanto antes. ¡Pero eso, ay, no fue lo que vino a suceder! En el Abzu, las expectativas de los Anunakis no eran las de continuar con el duro trabajo, sino las de liberarse de él, ¡ahora que los Terrestres están proliferando, que se encarguen ellos del trabajo! Así decían los Anunakis en el Abzu.

En el Edin, los trabajos eran mayores; hacían falta más moradas, más provisiones. Los héroes del Edin exigieron Trabajadores Primitivos, hasta entonces confinados en el Abzu, ¡Durante cuarenta Share, sólo se ha proporcionado alivio en el trabajo en el Abzu!, gritaban los héroes en el Edin, nuestro trabajo se ha incrementado más allá de toda resistencia, ¡tengamos también Trabajadores! Mientras Enki y Enlil debatían el asunto, Ninurta tomó la decisión en sus manos: dirigió una expedición hasta el Abzu con cincuenta héroes, iban pertrechados con armas.

En los bosques y las estepas del Abzu, persiguieron a los Terrestres, con redes los capturaron, llevaron varones y hembras al Edin.

Los entrenaron para hacer todo tipo de faenas, tanto en los huertos como en las ciudades.

Enki se enfadó con lo sucedido, también se enfureció Enlil:

¡Has revocado mi decisión de expulsar a Adamu y a Ti-Amat! Así le dijo Enlil a Ninurta. ¡Para que no se repitiera en el Edin el motín que hubo una vez en el Abzu!

Así le dijo Ninurta a Enlil. Con los Terrestres en el Edin, los héroes se calmarán, ¡unos cuantos Shars más, y no habrá de qué preocuparse! Así dijo Ninurta a Enlil.

Enlil no se apaciguó; ¡Así sea!, le dijo refunfuñando a su hijo.

¡Amontónese con rapidez el oro, volvamos todos pronto a Nibirus!

En el Edin, los Anunakis observaban con admiración a los Terrestres:

Tienen inteligencia, comprenden las órdenes.

Se encargaron de todo tipo de faenas; iban desnudos al realizar sus trabajos.

Entre ellos, varones y hembras se emparejaban constantemente, proliferaban con rapidez:

¡En un Shar, a veces cuatro, a veces más, tenían lugar sus generaciones!

Mientras los Terrestres crecieran en número, tendrían trabajadores los Anunakis,

los Anunakis no se saciaban con los alimentos; en las ciudades y en los huertos, en los valles y en las colinas, los Terrestres estaban buscando comida constantemente.

En aquellos días, todavía no se habían hecho los cereales, no había ovejas, aún no se había creado el cordero.

Acerca de todo esto, Enlil le dijo palabras airadas a Enki: ¡Con tus actos has generado confusión, así que busca tú la salvación!

Viene ahora el relato de cómo vino a ser el Hombre Civilizado, de cómo se creó, mediante un secreto de Enki, a Adapa y a Titi en el Edin.

Con la proliferación de los Terrestres, Enki estaba complacido, Enki estaba muy preocupado; el grupo de los Anunakis se había acomodado en gran medida, su descontento había decrecido, con la proliferación, los Anunakis rehuían el trabajo, los trabajadores se estaban convirtiendo en siervos.

Durante siete Shars, el grupo de los Anunakis se acomodó mucho, su descontento disminuyó.

Con la proliferación de los Terrestres, lo que crecía por sí solo era insuficiente para todos; en tres Shars más hubo escasez de pescado y de caza, ni los Anunakis ni los Terrestres quedaban saciados con lo que por sí mismo crece. En su corazón, Enki estaba planeando una nueva empresa; concebía la creación de una Humanidad Civilizada. ¡Cereales que sean sembrados por ellos para ser cultivados, ovejas para que las apacienten! En su corazón, Enki estaba planeando una nueva empresa; reflexionaba sobre cómo conseguirlo.

Observó para estos planes a los Trabajadores Primitivos del Abzu, reflexionó sobre los Terrestres en el Edin, en las ciudades y en los huertos. ¿Qué se les podría adecuar para los trabajos? ¿Qué hay que no se haya combinado en la esencia vital?

Observó a los descendientes de los Terrestres, constató algo alarmante: ¡Con la repetición de las cópulas, se estaban degradando hacia sus antepasados salvajes!

Enki estuvo mirando por las zonas pantanosas, navegó por los ríos y observó;

con él, sólo iba Isimud, su visir, el que guardaba los secretos. Vio que en la orilla del río se bañaban y retozaban unos Terrestres; entre ellos, había dos hembras de salvaje belleza, firmes eran sus senos. Contemplándolas, el falo de Enki se humedeció, tenía un ardiente deseo. ¿Les doy un beso a las jóvenes?, le preguntó Enki a su visir Isimud. Llevaré la embarcación hasta allí, ¡besa a las jóvenes!, le dijo Isimud a Enki. Isimud dirigió la barca hasta allí, Enki saltó de la barca a tierra firme.

Enki llamó a una joven, ella le ofreció una fruta. Enki se inclinó hacia ella, la abrazó, en los labios la besó; dulces eran sus labios, firmes de madurez eran sus senos. En su matriz derramó su semen, en el apareamiento la conoció. Ella guardó en su vientre el sagrado semen, quedó fecundada con el semen del señor Enki.

Enki llamó a la segunda joven, ella le ofreció bayas del campo. Enki se inclinó hacia ella, la abrazó, en los labios la besó; dulces eran sus labios, firmes de madurez eran sus senos.

En su matriz derramó su semen, en el apareamiento la conoció. Ella guardó en su vientre el sagrado semen, quedó fecundada con el semen del señor Enki. ¡Quédate con las jóvenes, por ver si quedan embarazadas! Así le dijo Enki a su visir Isimud.

Isimud se sentó junto a las jóvenes; hacia la cuarta cuenta aparecieron sus abultamientos.

Hacia la décima cuenta, la novena se había completado, la primera joven se puso en cuclillas y dio a luz, de ella nació un niño; la segunda joven se puso en cuclillas y dio a luz, de ella nació una niña. Al amanecer y al crepúsculo, lo cual delimita un día, en el mismo día dieron a luz las dos, como las Llenas de Gracia, Amanecer y Crepúsculo, a partir de entonces se les conoció en las leyendas. En el nonagésimo tercer Shar, quienes fueron engendrados por Enki, nacieron los dos, en el Edin.

Isimud llevó rápidamente a Enki noticia de los alumbramientos. Enki estaba en éxtasis con los alumbramientos: ¡Quién había oído hablar de algo así!

¡Se consiguió la concepción entre Anunakis y Terrestres, he traído al ser al Hombre Civilizado! Enki dio instrucciones a su visir, Isimud: ¡Mi acción debe permanecer en secreto! Que los recién nacidos sean amamantados por sus madres; después de eso, los traerás a mi casa, ¡Entre las aneas, en cestas de junco, los he encontrado!, dijo Isimud a todo el mundo.

Ninki tomó cariño a los expósitos, los crio como a sus propios hijos. Adapa, el Expósito, llamó al niño; Titi, Una con Vida, llamó a la niña. A diferencia del resto de niños Terrestres, la pareja era: de crecimiento más lento que los Terrestres, mucho más rápidos de comprensión; estaban dotados de inteligencia, eran capaces de hablar con palabras. Hermosa y agradable era la niña, muy diestra con las manos;

Ninki, la esposa de Enki le tomó cariño a Titi; le enseñó todo tipo de oficios.

A Adapa, fue el mismo Enki quien le enseñó, le instruyó en cómo hacer anotaciones.

Enki le mostró orgulloso a Isimud sus logros, ¡he creado al Hombre Civilizado!, le dijo a Isimud.

¡De mi simiente, ha sido creado un nuevo tipo de Terrestre, a mi imagen y semejanza!

De las semillas, harán crecer alimentos; y apacentarán ovejas, ¡a partir de entonces, los Anunakis y los Terrestres quedarán saciados! Enki envió palabras a su hermano Enlil; Enlil vino desde Nibru-ki hasta Eridú.

¡En el desierto, ha aparecido un nuevo tipo de Terrestre!, dijo Enki a Enlil. Son rápidos en aprender, se les pueden enseñar conocimientos y oficios. Que se nos traigan de Nibirus semillas de las que se siembran, que se nos traigan de Nibirus ovejas para repartir por la Tierra, enseñemos a esta nueva raza de Terrestres la agricultura y el pastoreo, ¡saciémonos juntos Anunakis y Terrestres! Así le dijo Enki a Enlil. ¡Ciertamente, son similares a nosotros los Anunakis en muchos aspectos!, dijo Enlil a su hermano. ¡Es una maravilla de maravillas que hayan aparecido por sí mismos en el desierto!

Llamaron a Isimud. ¡Entre las aneas, en cestas de juncos, los encontré!, dijo. Enlil ponderó el asunto con gravedad, sacudía la cabeza con asombro. ¡Ciertamente, es una maravilla de maravillas, que haya emergido una nueva raza de Terrestres, que la misma Tierra haya hecho un Hombre Civilizado, se les puede enseñar agricultura y pastoreo, oficios y elaboración de herramientas!

Así le decía Enlil a Enki. ¡Enviemos palabras a Anu de la nueva raza! Se transmitieron palabras de la nueva raza a Anu, en Nibirus. ¡Que se nos envíen semillas que puedan ser plantadas y ovejas para el pastoreo!

Esto sugirió Enki y Enlil a Anu. ¡Que el Hombre Civilizado sacie a los Anunakis y a los Terrestres!

Anu escuchó las palabras, quedó asombrado con ellas:

¡Que un tipo de esencias vitales lleve a otro no es algo inaudito!, les dijo en respuesta.

¡Pero nunca se había oído algo así, que en la Tierra apareciera tan rápidamente un Hombre Civilizado a partir del Adamu!

Para la siembra y el pastoreo hará falta un gran número; ¿son capaces de proliferar los seres?

Mientras los sabios de Nibirus reflexionaban sobre el asunto, en Eridú ocurrían cosas importantes:

Adapa conoció a Titi en el apareamiento, él derramó su semen en su matriz.

Hubo concepción, hubo alumbramiento:

¡Titi alumbró gemelos, dos hermanos!

Se transmitieron palabras del nacimiento a Anu en Nibirus:

¡La pareja es compatible para la concepción, pueden proliferar!

¡Que se repartan por la Tierra semillas que se puedan sembrar y ovejas para el pastoreo, que comience la agricultura y la ganadería en la Tierra, saciémonos todos! Así dijeron Enki y Enlil a Anu en Nibirus.

¡Permanezca Titi en Eridú, para amamantar y cuidar de los recién nacidos, tráigase para Nibirus a Adapa, el Terrestre! Así pronunció su decisión Anu.

BIOGRAFIA DE DARWING

CHARLES DARWIN

Como consecuencia de los análisis y estudios realizados por Charles Darwin, al no lograr conseguir este científico el enlace entre el mono y el hombre, se generó el mito denominado "Eslabón Perdido".

Las publicaciones sobre este tema que genero Charles Darwin fueron dos. La primera de ellas fue "El origen de las especies por medio de la selección natural" y la segunda "El origen del hombre y de la selección en relación con el sexo", todas ellas en la segunda mitad del 1800.

Como consecuencia de ellas, la comunidad científica sintió como un impulso o un incremento del desarrollo muy positivo, el cual estimulo rápidamente una reacción de varios científicos de la época, los cuales cooperaron y estimularon el estudio de la "Teoría de la Evolución".

Conjuntamente, con el desarrollo de esta teoría, surgió simultáneamente como una consecuencia natural del pensamiento humano, el mito del "Eslabón Perdido".

Este eslabón perdido es consecuencia de la no existencia del algún enlace entre el primate y el ser humano. Precisamente este es el tema principal que nos ha interesado en el desarrollo del presente libro.

CONCEPTO DE LA EVOLUCION

Desde el inicio de nuestros tiempos, hasta el siglo XVII, existía entre los naturalistas, la idea de sostener la teoría que todas las distintas especies animales y vegetales habían sido creadas en una forma independientemente, por algún Dios o ser superior y que ellas permanecían de esta forma inmutable sin ninguna alteración desde el inicio de los siglos.

Indudablemente que este concepto estaba principalmente desarrollado, mantenido y soportados por una gran cantidad de conceptos religiosos, los cuales los evolucionan, desarrollan y apoyan, en muchos casos, por la fuerza y la violencia, como fue precisamente "La ya famosa Inquisición" u otras acciones realizadas por otras agrupaciones religiosas del mundo. Lo cual redunda en el control y dominio de lo económico, espiritual y cultural, de los seres humanos, desarrollado especialmente por todas las religiones y especialmente las monoteístas del mundo.

La teoría de la evolución, la cual se puede demostrar, según lo escrito en el "Libro Perdido de Enki", se desarrolla continuamente en el mundo a medida que pasa el tiempo, los seres vivos van sufriendo alteraciones con el transcurso de su permanencia y su desarrollo en la Tierra, con lo cual, continuamente lo van adaptando a las nuevas condiciones de vida.

Este hecho, ocurre en una forma paulatina, tanto en su manera de actuar o desenvolverse como en su actitud y desarrollo de las habilidades de sus habilidades.

Este concepto, el cual se considera muy reciente, en realidad procede del desarrollo de otros conceptos naturales muy ancestrales, de nuestros antepasados.

Nosotros, los cuales nos consideramos la cúspide de la evolución de los seres terrestres y posiblemente de todo el universo, considero que realmente no lo somos.

Por lo descrito en capítulos anteriores, nosotros somos descendientes del mono. De ser esto cierto, nosotros somos una evolución negativa de ese ser. Esto parece no ser lógico que exista, esta es una evolución negativa, a menos que algunos o alguien le haya puesto su mano para modificar y generar esta "Devolución". Esto que hemos escrito, esta irónicamente descrito precisamente con pelos y señales en la historia de los Anunakis antes enunciada.

Lo dicho con anterioridad, está basado en ciertos elementos y evidencias tales como:

1. - El simio, de quien supuestamente derivamos, tiene un total de 48 cromosomas, mientras que nosotros tenemos únicamente 46 cromosomas. Es decir que ha habido una devolución y no una evolución, como debería ser. Este hecho en la naturaleza no debería de existir, a menos que alguien intervino en esta evolución negativa, contraria a todos los principios de la naturaleza.

2. - Nuestra estructura ósea, es mucho más ligera y frágil que la de nuestros supuestos predecesores. Este es otro de los elementos el cual parece indicar una evolución negativa de la naturaleza.

3. - A similitud de lo antes enunciado, nuestra estructura muscular es mucho más débil que la de nuestros antepasados genéticos.

4. - Nuestra piel en mucho más sensible y menos adaptable a los posibles cambios que puedan ocurrir, que la piel de nuestros antepasados.

5. - Nuestro pelo está muy limitado solamente a ciertas área y en muy poca cantidad para que sea aplicado a ningunas actividad, solo sirve de estorbo.

6. - El crecimiento de nuestro pelo y de nuestras uñas no tiene ningún objetivo aun definido, que permita justificar se presencia.

7. - La fecundidad de nuestras hembras no está controlado por la naturaleza, no tiene periodo de celo. Ellas son fértiles durante todo el año.

8. - Nuestras cuerdas vocales, afortunadamente han sido desarrolladas para emitir sonidos muy variados, a los cuales en cada región tiene un significado diferente.

9. - Cicatrización de las heridas. Está acción tiene unas características inferior que la de nuestro ser original.

10. - Mucha grasa en el cuerpo. Tenemos la tendencia de acumular mucha grasa en nuestro cuerpo, lo cual puede llegar a ser elemento limitante de las actividades.

Por lo antes descrito, parece que fuésemos unos seres artificialmente realizados para un propósito determinado y no un producto de una evolución.

NUESTRA EVOLUCION, ES REALMENTE POSITIVA O UNA DES-EVOLUCION

BREVE HISTORIA DE LA TEORIA DE LA EVOLUCION

Hasta el siglo XVII, los naturalistas sostenían que las distintas especies animales y vegetales habían sido creadas por algún ser supremo, en forma independiente y permanecían sin ninguna variación desde su creación. Los designios del creador eran entonces inmutables, no podían sufrir cambio alguno.

La teoría de la evolución, según la cual los seres vivos sufren alteraciones con el transcurso del tiempo y proceden de otras formas ancestrales, es considerada que es relativamente reciente. Aunque el naturalista británico Charles Darwin se puede considerar como el padre de la actual teoría evolutiva, el concepto no era nuevo en su época.

En la historia, tenemos que las hipótesis evolutivas propuestas por los franceses, el matemático Pierre-Louis Maupertius (1698-1759) y el enciclopedista Denis Diderot (1713-1784) ya ilustraban algunas de esas ideas que, un siglo más tarde, serian parte de la teoría de Darwin.

Un zoólogo francés llamado Juan Bautista de Lamarck fue el primero en exponer, en su obra Filosofía Zoológica (1809), la idea de que todas las especies podían cambiar en el transcurso del tiempo y acabar convirtiéndose en nuevas especies. Según Lamarck, los seres vivos del universo evolucionaban irremediablemente hacia un ser con mayor perfección y un sistema vital más complejo en una forma natural. Estos cambios serían graduales y de acuerdo con el entorno, alterando gradualmente las necesidades de los organismos vivos. Según son los cambios del entorno, se podría reducir o intensificar el uso de ciertos órganos y/o partes del cuerpo, provocando cambios en el.

Al desarrollar esta teoría, el naturalista francés dedujo que el tamaño e importancia de cualquier organismo, estaría relacionado con la ley del "uso y no uso" del mismo. El concepto podría involucrar el desarrollo o eliminación de algunos órganos como respuesta a las necesidades del ser.

Lamarck afirmaba también que estas adaptaciones una vez fijadas, se heredaban a las generaciones sucesivas. Según esta noción, los animales habrían adquirido elementos excepcionales como los largos cuellos de las jirafas, al ir estirándolos gradualmente para poder alcanzar las hojas de difícil acceso para otros animales.

Él fue el pionero en postular en su obra, por primera vez la adaptabilidad de los organismos.

La contribución de Charles Darwin a los conocimientos científicos fue por partida doble. El presentó las pruebas para demostrar que al ocurrir la evolución había ocurrido también el proceso de la selección natural.

La publicación de Darwin, en 1859, de "El origen de las especies", es un éxito no sólo en la historia de la biología, sino también del pensamiento humano. Ese libro, aportando una demostración positiva de la doctrina evolucionista y ejercería una gran influencia en el desarrollo de la filosofía y desarrollo profundos y arraigados conceptos sobre la vida y el hombre.

Con el objeto de verificar la certeza de su teoría, Darwin se embarcó como científico naturalista en la expedición del barco Beagle. Este navío científico que recorrió el mundo entre los años 1831 y 1836. En su viaje, prácticamente alrededor del mundo, Darwin reunió una gran cantidad de observaciones interesantes, estableció profundas analogías y logro meditar sobre grandes cuestiones, tales como la adaptación de los seres vivos, la diversidad de las especies y sus mutuas relaciones, así como las luchas por su subsistencia.

A su regreso, Darwin redacto un Diario de viaje, en el cual, dio a conocer algunos trabajos de geología, especialmente marina, como la formación de los corales y de las islas volcánicas. Veintitrés años después de su regreso, publicó su gran libro,

"El origen de las especies". Posteriormente, continuo escribió numerosos libros.

Selección natural y evolución

En el año 1858, Darwin recibió de joven naturalista Alfred Russel Wallace, un manuscrito de los resultados de sus estudios de la distribución de las plantas y los animales en la India y la Península Malaya.

En el texto, Wallace formulaba la idea de la selección natural, a la cual había llegado independientemente de la obra darwiniana, pero inspirado por el tratado de Thomas R. Malthus sobre el crecimiento de la población y el desarrollo de la necesaria lucha por la existencia. Por un acuerdo mutuo, ese año Darwin y Wallace presentaron en forma conjunta, un informe sobre su teoría a la Sociedad Linneo de Londres.

El resumen de la propuesta proporcionada por Darwin y Wallace respecto a la forma en que ocurre la evolución puede resumirse en la forma siguiente:

- La aparición de nuevos rasgos o variaciones es una característica de todas las especies de animales y plantas vivos. Darwin y Wallace suponían que la variación era una de las propiedades innatas de los seres vivos. Hoy sabemos distinguir las variaciones heredadas de las no heredadas. Sólo las primeras, son producidas por mutaciones, son importantes en la evolución, pues pasan a los individuos de las generaciones subsiguientes.

- De cualquier especie nacen más individuos de los que pueden obtener suficiente alimento para sobrevivir. Sin embargo, como el número de individuos de cada especie sigue más o menos constante bajo condiciones naturales, debe deducirse que un porcentaje de la descendencia perece en cada generación. Esto puede asegurar el equilibrio necesario. Si la descendencia de una especie prosperara en su totalidad, y sucesivamente se reprodujera, pronto avasallaría cualquiera otra especie sobre la Tierra.

• Considerando que nacen más sujetos de los que pueden sobrevivir, estos seres, tiene que declararse en lucha por la existencia. Es una competencia en busca de espacio y alimento. Esta lucha es directa, entre seres de esta o de distinta especie, o indirecta, como la de los animales y vegetales para sobrevivir frente a condiciones adversas. Para tal caso se [puede tomar como ejemplo, la falta de agua o las bajas temperaturas o frente a cualquier otra condición que sean desfavorables del medio ambiente.

• Aquellas variaciones o rasgos que capacitan mejor a un organismo para sobrevivir en un medio ambiente determinado favorecerán a sus poseedores sobre otros organismos no tan bien adaptados. Las ideas de "lucha por la supervivencia" y "supervivencia del más apto" son la esencia de la teoría de la selección natural de Darwin y Wallace.

Los individuos supervivientes, al reproducirse, originarán la siguiente generación, y de este modo las variaciones o rasgos ventajosos se transmiten a las sucesivas generaciones.

El individuo dotado de una variación que le permite una mejor adaptación tiene más probabilidades de salir victorioso en la lucha por la existencia; su supervivencia aumenta la probabilidad de reproducción y la transmisión de ese rasgo favorable a sus descendientes.

La selección natural conduce así a la conservación de las variaciones favorables y a la eliminación de las desviaciones nocivas, por muerte o superación de los individuos dotados de tales características. Como los individuos más aptos tienen más probabilidades de sobrevivir, aparearse y reproducirse que los especímenes que no están tan bien adaptados al entorno, en cada generación aumenta el número de individuos bien adaptados a su entorno, y las características generales del grupo van cambiando como resultado de esta acomodación. Junto con la selección natural actúa, en los animales superiores, la "elección sexual", esto es, la preferencia instintiva por los individuos más fuertes, bellos o sanos en el emparejamiento.

Hay que subrayar que, frente a lo que sostuvo Lamarck, las variaciones en las características de un organismo se producen al azar y no son causadas ni por el ambiente ni por el esfuerzo del individuo. Según la teoría darwinista, y siguiendo el mismo ejemplo, el largo cuello de las jirafas se originó por azar: un animal que presentaba el cuello más largo tenía ventajas alimentarias y, por lo tanto, tenía más posibilidades de dejar descendencia; estas características se transmitieron de generación en generación hasta que las jirafas menos adaptadas (esto es, las de cuello corto) desaparecieron.

El punto problemático de la teoría era que se desconocía el mecanismo por el cual se transmitían las adaptaciones que tenían éxito. La solución a este problema estaba en las investigaciones realizadas por un monje y botánico austríaco, Gregor Mendel (1822-1884), quien descubrió que las características hereditarias se transmiten en unidades sencillas que denominó "factores" y que ahora conocemos como genes.

Las leyes de Mendel, los conceptos de genotipo y fenotipo de Wilhelm Ludvig Johannsen y los descubrimientos de las mutaciones de Hugo de Vries llevaron a la elaboración de una teoría sintética inspirada en las líneas generales de los planteamientos de Darwin, que sería llamada Neodarvinismo y es aceptada hoy por la mayoría de los biólogos. Los cambios en la estructura genética de las especies son debidos a mutaciones en los genes que regulan la expresión de los caracteres corporales. Otro factor de cambio son los sobre cruzamientos que se producen entre los cromosomas en la meiosis, combinando caracteres distintos de cromosomas homólogos.

A la luz de tales aportaciones, la selección natural de Darwin puede ser formulada de nuevo en la siguiente manera:" Los individuos mejor adaptados a su entorno tienen más probabilidades de pasar sus genes a la siguiente generación que los otros miembros de una población".

Actualmente, la teoría de la evolución es la única que puede responder a todos los eventos que ocurran, tanto genéticos como ecológicos y paleontológicos.

La anatomía comparada ilustra muy bien las posibles relaciones existentes entre las diversas especies y familias. Esto fue comprobado recientemente por métodos de análisis bioquímico.

El origen del hombre

Venciendo las largas vacilaciones basadas, sobre todo, en el temor a las polémicas a que la obra pudiera dar lugar, Darwin tardó once años en publicar El origen del hombre y la selección en relación con el sexo, en el año 1871. En tal obra recogió sus conocimientos y apuntes relativos a un problema específico pero importantísimo de la evolución: "El origen del hombre".

Según Darwin, el estudio de las estructuras homólogas en el hombre y en los animales más bajos en la escala de la evolución zoológica y el análisis del desarrollo embriológico del hombre y de los fenómenos de atavismo, conducen a la conclusión de que el hombre desciende de alguna forma menos altamente organizada, concretamente de algún simio, el cual, al igual que todos los vertebrados, tendría a su vez su origen remoto en algún ser acuático parecido a los ascidiáceos.

La dificultad mayor para admitir esta teoría está en el hecho de que el hombre se halla dotado de facultades intelectuales y de un sentido moral, el cual faltan a los animales. De hecho, el mismo Alfred Wallace nunca creyó que la inteligencia humana pudiera ser fruto de la selección natural, sino que pensaba que el intelecto sólo podía haber sido creado por un poder superior (un dios). Pero Darwin rechaza este concepto y observa que el intervalo entre las potencias mentales de los monos más elevados y las de un pez es inmenso; por esto también la inteligencia del hombre, que no difiere sino en grado de la de los monos, y seguramente es un producto de la evolución.

También los sentimientos morales son desarrollados, debido a la evolución, a partir de los instintos que se encuentran en todos los animales. Consciente de que las conclusiones de esta obra serían consideradas como extremadamente irreligiosas, Darwin señala que explicar el origen del hombre como una especie que desciende de alguna especie más baja no es más irreligioso que explicar el origen del ser individual mediante las leyes de la reproducción. Las leyes de desarrollo del hombre son, para Darwin, idénticas a las de otros animales.

Las ideas del gran naturalista británico modificaron diametralmente las nociones que existían sobre el origen y la evolución del hombre. Darwin refutó la arraigada creencia de que el hombre poseía un origen divino y demostró que los seres humanos eran el resultado de un proceso de evolución biológica.

Opuso teorías científicas a las explicaciones de carácter teológico, hecho que tuvo un impacto considerable en la mentalidad de la época.

El evolucionismo de Darwin provocó una enorme controversia en la sociedad decimonónica y dio lugar a encendidos debates. Consecuencia lógica de estas discusiones fue la puesta en cuestión de la visión antropocentrista que existe en la naturaleza: si el hombre no era una creación divina, tal como afirmaban las creencias vigentes hasta el siglo XIX, no había razón para sostener que ocupaba un lugar central en el orden natural.

EL ORIGEN DE

LAS ESPECIES

(THE ORIGIN OF SPECIES)

Charles Darwin

Publicado el 24 de Noviembre de 1859

EL ORIGEN DE LAS ESPECIES

Índice

- Resumen de la teoría de Darwin

- Antecedentes

o Desarrollo antes de la teoría de Darwin

o Origen de la teoría de Darwin

- Elaboración

- Publicación

- Contenido

- o La comunidad de descendencia
- o El origen de las variaciones
- o La probabilidad de la aparición de variedades
- o La selección natural
- o Gradualismo
- o Divergencia de caracteres
- o El concepto de especie
- Véase también
- Referencias
- Bibliografía
- Enlaces externos

El origen de las especies — On the Origin of Species

Es un libro de Charles Darwin publicado el 24 de noviembre de 1859, considerado uno de los trabajos precursores de la literatura científica y el fundamento de la teoría de la biología evolutiva.

El título completo de la primera edición fue "On the Origin of Species"

Estudia y determina, el origen de las especies por medio de la selección natural, o la preservación de las razas favorecidas en la lucha por la vida.

El mismo libro de Darwin introdujo la teoría científica de las poblaciones podían evolucionar durante el transcurso de las generaciones mediante un proceso el cual es conocido como selección natural. Presentó pruebas de que la diversidad de la vida surgió de la descendencia común a través de un patrón ramificado de la evolución.

Darwin incluyó las pruebas que reunió en su expedición en el viaje del Beagle en la década de 1830 y sus descubrimientos posteriores mediante la investigación, la correspondencia y la experimentación.

Ya se habían propuesto varias ideas evolucionistas para explicar los nuevos descubrimientos de la biología. Hubo un apoyo cada vez mayor a estas ideas entre los anatomistas disidentes y el público en general, pero durante la primera mitad del siglo XIX la comunidad científica de la comunidad inglesa estaba estrechamente vinculada a la Iglesia de Inglaterra, mientras que la ciencia era parte de la teología natural.

Las ideas sobre la transmutación de las especies fueron controvertidas, ya que entraban en conflicto con las creencias de que las especies eran parte inmutable de una jerarquía diseñada y que los seres humanos eran únicos, sin relación con otros animales.

Las implicaciones políticas y teológicas fueron debatidas en forma muy intensa, y por ello, la transmutación no fue aceptada por la corriente científica. El libro fue escrito para lectores no especializados, y suscitó un gran interés a partir de su publicación.

Como Darwin era un científico eminente en esa época, sus conclusiones fueron tomadas en serio y por eso, las pruebas que presentaba generaron un debate científico, filosófico y religioso. El debate sobre el libro contribuyó a la campaña de Thomas Huxley y sus compañeros del X Club para secularizar la ciencia, promoviendo el naturalismo científico.

En dos décadas hubo un acuerdo científico general de que había ocurrido la evolución, con un patrón ramificado de descendencia común. Sin embargo, los científicos tardaron en darle a la selección natural la importancia que Darwin creía conveniente. Durante el eclipse de la Teoría del Darwinismo, desde 1880 hasta la década de 1930, se dio más importancia a otros mecanismos de evolución.

Con el desarrollo de la Síntesis Evolutiva Moderna entre los años 1930 y 1940, el concepto de Darwin de la adaptación evolutiva por selección natural se convirtió en fundamental para la teoría moderna de la evolución, ahora concepto unificador de las Teorías Evolutivas.

Darwin poco antes de la publicación de la obra

La teoría de Darwin de la evolución se basa en hechos clave e inferencias extraídas de los mismos.

El biólogo Ernst Mayr resumió el libro como sigue:

• Cada especie es suficientemente fértil para que, si sobreviven todos los descendientes para reproducirse, la población crezca.

• Aunque hay fluctuaciones periódicas, las poblaciones siguen siendo aproximadamente del mismo tamaño.

• Los recursos, como los alimentos, son limitados y son relativamente estables en el tiempo.

• Sobreviene una lucha por la supervivencia.

• Los individuos de una población varían considerablemente de unos a otros.

• Gran parte de esta variación es hereditaria.

• Los individuos menos adaptados al medio ambiente tienen menos probabilidades de sobrevivir y menos probabilidades de reproducirse; los individuos más aptos tienen más probabilidades de sobrevivir y más posibilidades de reproducirse y de dejar sus rasgos hereditarios a las generaciones futuras, lo que produce el proceso de selección natural

• Este proceso lento da como resultado cambios en las poblaciones para adaptarse a sus entornos, y en última instancia, estas variaciones se acumulan con el tiempo para formar nuevas especies.

Desarrollo antes de la teoría de Darwin

En ediciones posteriores del libro, Darwin trazó las ideas evolutivas incluyendo las de Aristóteles. El texto citado, incluye un resumen de Aristóteles donde expone las ideas del filósofo griego Empédocles, la de los Padres de la Iglesia cristiana y los eruditos medievales europeos, donde se interpretaban el relato de la creación narrativa del

Génesis alegóricamente en lugar de como un relato histórico literal.

Los organismos fueron descritos por su significado mitológico y heráldico, así como por su forma física. Estaba muy extendida la idea que la naturaleza era un elemento inestable y caprichoso, con nacimientos monstruosos por la unión entre diferentes especies, y la generación espontánea de la vida.

La Reforma Protestante inspiró una interpretación literal de la Biblia, donde casi todos los conceptos de la creación entraban en conflicto con las conclusiones de una nueva ciencia, la cual buscaba explicaciones congruentes con la filosofía mecánica de René Descartes y el empirismo del método de Francis Bacon. Tras la agitación de la Guerra Civil Inglesa, la Royal Society quería mostrar que la ciencia no era una amenaza para la estabilidad política y religiosa.

John Ray desarrolló una teología de la influencia natural de orden racional, en su taxonomía; las especies eran estáticas y fijas, su adaptación y su complejidad diseñada por Dios, y las variedades presentaban diferencias menores causadas por las condiciones locales. En el diseño benevolente de Dios creador.

Los carnívoros causaban una muerte misericordiosa y rápida, pero el sufrimiento causado por el parasitismo era un problema desconcertante. La clasificación biológica presentada por Carlos Linneo en 1735 también muestra especies fijas de acuerdo con el plan divino. En 1766, Georges Louis Leclerc sugirió que algunas especies similares, tales como los caballos y los asnos o también los leones, tigres y leopardos, podrían ser variedades descendientes de un antepasado común.

La cronología de Ussher de la década de 1650 había calculado toda la creación se había efectuado en el año 4004 a. C.

Sin embargo, los geólogos de finales del siglo, en el año de 1700, suponían que el mundo era mucho más antiguo. Los seguidores de Werner pensaban que los estratos eran depósitos de la reducción de los mares, pero James Hutton propuso un ciclo de auto mantenimiento infinito, anticipando el uniformismo.

El abuelo de Charles Darwin, Erasmus Darwin, esbozó una hipótesis de la transmutación de las especies en la década de 1790 y Jean-Baptiste Lamarck publicó una teoría más desarrollada en 1809. Ambas suponían que la generación espontánea producía formas simples de vida que cada vez adquirían mayor complejidad, adaptándose al medio ambiente por cambios heredados de adultos causados por el uso o desuso. Este proceso se denominó más tarde lamarckismo. Lamarck pensaba que había una tendencia progresiva inherente que llevaba continuamente a los organismos hacia una mayor complejidad, en linajes paralelos pero separados, sin extinción.

Geoffroy sostuvo que el desarrollo embrionario recapitulaba transformaciones de los organismos en eras pasadas cuando el entorno actuó en los embriones, y que las estructuras de los animales fueron determinadas por un plan constante como demostraban las homologías. George Cuvier discutió con mucha fuerza estas ideas, sosteniendo que especies fijas no relacionadas mostraban similitudes que reflejan un diseño para necesidades funcionales.8 Su trabajo paleontológico en la década de 1790 había establecido la realidad de la extinción, que se explica por catástrofes locales, seguido por repoblación por otras especies de las zonas no afectadas.

En Gran Bretaña, William Paley, en Natural Theology, vio la adaptación como una evidencia del «diseño» beneficioso del Creador actuando a través de las leyes naturales. Todos los naturalistas en las universidades inglesas eran clérigos de la Iglesia de Inglaterra, y la ciencia se convirtió en una búsqueda de estas leyes.

Los geólogos adaptaron el catastrofismo para mostrar la aniquilación repetida en todo el mundo y la creación de nuevas especies fijas adaptadas a un entorno cambiante, en un principio identificando la catástrofe más reciente como el diluvio universal.

Algunos anatomistas tales como Robert Grant fueron influidos por Lamarck y Geoffroy, pero la mayoría de los naturalistas consideraban sus ideas sobre la transmutación como una amenaza para el orden divino social.

Origen de la teoría de Darwin

A mediados de julio de 1837, Darwin comenzó su cuaderno de notas «B» sobre la Transmutación de las especies, y en la página 36 escribió:

"«I think» — Yo pienso — sobre su primer árbol de la evolución."

Darwin fue a la Universidad de Edimburgo en 1825 para estudiar medicina, la cual abandonó en su segundo año para estudiar historia natural. Pasó cuatro meses ayudando a Robert Grant a investigar invertebrados marinos. Este le reveló su entusiasmo por la transmutación de las especies, pero Darwin la rechazó.

Desde 1827 en la Universidad de Cambridge, Darwin aprendió ciencia como la teología natural del botánico John Stevens Henslow, y también leyó a William Paley, John Herschel y Alexander von Humboldt.

Lleno de entusiasmo por la ciencia, estudió geología catastrofista con Adam Sedgwick.

En diciembre de 1831 se unió a la expedición del Beagle como naturalista y geólogo.

Leyó Principios de Geología de Charles Lyell y en la primera parada en tierra, en la isla de Santiago, encontró en el uniformismo de Lyell una clave para la historia geológica del paisaje. Darwin descubrió fósiles similares a armadillos gigantes, y tomó nota de la distribución geográfica de las especies modernas con la posible esperanza de encontrar su «centro de creación» o punto de origen. Los tres misioneros originarios de la Tierra del Fuego, que se encontraban en la expedición debían devolver a Tierra del Fuego. Ellos eran amables y civilizados, pero sus familiares en la isla a Darwin le parecieron «salvajes miserables y degradados», y ya no veía una brecha insalvable entre los seres humanos y los animales.

A medida que el Beagle se acercaba a Inglaterra en 1836, señaló que las especies podrían no ser arregladas.

Richard Owen mostró que los fósiles de las especies extintas, las cuales Darwin encontró en América del Sur, tenían relación con las especies vivas en el mismo continente. En marzo de 1837, el ornitólogo John Gould anunció que el ñandú de Darwin era una especie diferente del ñandú descrito anteriormente. Aun cuando sus territorios estaban superpuestos. Definió que los mímicos recogidos en las islas Galápagos, representaban tres especies separadas, cada una única en una isla en particular, y que las distintas aves obtenidas de varias de esas islas podían ser clasificadas como pinzones. Darwin comenzó a especular, en una scric dc cuadernos, sobre la posibilidad de que "una especie cambia en otra".

Para explicar estos hallazgos, alrededor del mes de julio, esbozó una genealogía de ramificación de un solo árbol evolutivo y expuso que los linajes independientes de descarte de Lamarck son progresivos a formas superiores. En forma poco convencional, Darwin preguntó su opinión a criadores de palomas domésticas y animales, así como a científicos establecidos. En el zoológico tuvo su primera visión de un mono orangután, y quedó profundamente impresionado por lo humano que parecía este ser.

A finales de septiembre de 1838, empezó a leer el Ensayo sobre el principio de la población de Thomas Malthus. En el libro, se encontraba el argumento estadístico principal en el cual se decía que: Las poblaciones humanas, si no son limitadas, crecerán más allá de sus medios y lucharán por sobrevivir.

Darwin relacionó esto con la lucha por la existencia en la vida silvestre y con la «guerra de las especies» en las plantas del botánico de Candolle.

Inmediatamente imaginó «una fuerza como de cien mil cuñas» que empujan variaciones bien adaptadas a las «brechas en la economía de la naturaleza» por la que los sobrevivientes transmiten su forma y habilidades, y las variaciones desfavorables serían destruidas.

En diciembre de 1838, había observado una semejanza entre el acto de selección de los rasgos de los criadores y una selección maltusiana natural existente entre variantes arrojadas por «casualidad» de modo que «cada parte de la estructura recién adquirida es totalmente práctica y perfeccionada».

Darwin tenía ahora el marco de su teoría de la selección natural «sobre la cual trabajar en un futuro». Para ese periodo de su vida, estaba totalmente ocupado con su carrera como geólogo y esperó para escribir un esbozo de su teoría de la evolución hasta que completó su libro La estructura y distribución de los arrecifes de coral, en mayo de 1842.

Elaboración

Los hechos expuestos en "El origen de las especies", fueron reunidos por el propio Darwin, a lo largo de su viaje en el buque HMS Beagleentre durante los años 1831 a 1836. Sin embargo, no fue hasta la lectura del ensayo de Thomas Malthus, en el cual se exponía los principio de la población, cuando Darwin expuso su marco teórico que el considerase adecuado para hilar la argumentación de su obra.

En octubre de 1838, esto es, quince meses después de comenzar mi estudio sistemático, sucedió que leí por diversión el ensayo sobre la población de Malthus, y comencé a estar bien preparado para apreciar la lucha por la existencia que se da en todas partes a partir de observaciones a largo plazo de los hábitos de animales y plantas, y de inmediato me impactó el hecho de que bajo tales circunstancias las variaciones favorables tenderían a ser preservadas, mientras que las desfavorables serían destruidas. El resultado de esto sería la formación de nuevas especies. Aquí, por tanto, por fin había una teoría con la que trabajar.

El libro se puso a la venta el 24 de noviembre de 1859, en la editorial John Murray de Londres, y agotó los 1.250 ejemplares impresos en el primer día.

Publicación

Evidencia como El Humano se Evidencio en la Naturaleza (1863, Thomas Huxley}.

Como se expuso en el manifiesto de "El origen del hombre, y la selección en relación con el sexo" (The Descent of Man, and Selection in Relation to Sex), Darwin después de haber reflexionado ampliamente en las implicaciones de su teoría sobre el origen de la humanidad, si bien el tema de la evolución humana no había sido tratado aun en profundidad en El origen de las especies.

La publicación de sus ideas sobre la evolución fue adelantada a causa de la investigación independiente de una teoría similar realizada por

Alfred Russel Wallaceen 1858, (Recordemos que el libro de Darwin fue publicado en 1859).

Muchos investigadores, consideran que Wallace merece tanto crédito como Darwin por su teoría de la selección natural, aunque la obra de Darwin presenta su teoría con una mayor cantidad de observaciones y una mejor argumentación.

Charles Darwin hizo así mismo muchas de sus investigaciones, llegando así a poder desarrollar sus propias teorías, con métodos rudimentarios y puramente caseros. En el jardín de su casa observaba con instrumentos muy básicos la evolución de las plantas, y así de forma completamente empírica y si se quiere, poco sofisticada llegaba a sus conclusiones.

Contenido

En su análisis, Ernst Mayr, distingue cinco subteorías en el Origen:

1.- El hecho de la evolución,

2.- La postulación de un origen común para todos los organismos,

3.- La diversificación de las especies,

4.- La evolución gradual y

5.- La selección natural.

Michael Ruse distingue entre el hecho de la evolución y el patrón evolutivo.

Como curso real del concreto proceso histórico, el cual sostiene que ha ocurrido desde el origen de la vida hasta la actualidad, y la teoría de la evolución, en la cual se encuentra la explicación teórica de los cambios.

La comunidad de descendencia

Mediante la teoría del origen común, Darwin pudo integrar armoniosamente las evidencias y el procedentes de campos tan dispares como la biogeografía, la paleontología, la anatomía comparada o la embriología.

La convergencia de todas estas evidencias demostraba la común descendencia de todos los organismos vivos y extintos. De este modo, Darwin pudo ofrecer una demostración sistemática del transformismo, el cual se opone de esta forma al

Fijismo, (defendido en el marco tanto del uniformismo como del catastrofismo) y a la teoría de las creaciones sucesivas:

Al considerar el origen de las especies de Darwin, es totalmente comprensible que un naturalista, reflexionando sobre:

Las afinidades mutuas de los seres orgánicos,

Sus relaciones embriológicas,

Su distribución geográfica,

Sucesión geológica y

Otros hechos semejantes,

Llegué a la conclusión de que las especies no han sido independientemente creadas, sino que han descendido, como variedades generadas, de otras especies.

El origen de las variaciones

Darwin admite un abanico muy amplio de causas de variabilidad, estas son:

Los efectos de la acción definida del cambio de las condiciones de vida;

Los de las llamadas variaciones espontáneas, que parecen depender de modo muy secundario de la naturaleza de las condiciones;

Los de la tendencia a reversión a caracteres perdidos desde hace mucho tiempo;

Los de las complejas leyes de crecimiento, como son correlación, compensación, presión de una parte sobre otra, etc.

Las condiciones de vida:

Según Darwin, las condiciones de vida pueden ejercer una acción en forma directa (cuando actúan sobre todo el organismo o sobre ciertas partes) o en una forma indirecta (sobre el aparato reproductor).

En el primer caso, los efectos en la descendencia pueden ser determinados o indeterminados.

Son determinadas aquellas modificaciones que afectan a la totalidad (o a la práctica totalidad) de los individuos de una misma especie, dada su exposición durante varias generaciones a ciertas condiciones ambientales;

Son indeterminadas las pequeñas particularidades que distinguen a los individuos de una misma especie como resultado de la exposición de cada organismo a las condiciones de vida y que no pueden explicarse por herencia. Estos se consideran:

• El uso y del desuso: En el Origen, Darwin admite también el efecto lamarckiano del uso y desuso de los órganos. El problema no es, por tanto, el de la incompatibilidad causal, sino el de discernir, en cada caso, las transformaciones debidas a la selección natural, al uso y al desuso o a su combinación.

• La variación correlativa: En el término «variación correlativa», se comprende, en realidad, tres tipos de variabilidad: la variación entre los cambios ocurridos en el embrión y su traducción en el animal adulto, la ley de la compensación y economía del crecimiento y la variación correlativa entre órganos. Algunas son admitidas completa o parcialmente; otras quedan integradas en la selección natural.

La probabilidad de la aparición de variedades

La selección natural no crea las variaciones individuales, sino que las utiliza como material de construcción, como el hombre para crear variedades domésticas.

Lo único que puede hacer la selección natural es conservar y acumular variaciones útiles. "Si no aparecen éstas, la selección natural no puede hacer nada".

Pero ¿cuáles son las circunstancias que influyen en la producción de variabilidad? Darwin ofrece varias causas al respecto:

1. La variabilidad puede variar entre los individuos, y el índice de variabilidad es heredable.

2. La producción de variabilidad depende del número de individuos sobre los que actúa la selección: cuanto mayor sea, mayor probabilidad de que surjan variaciones favorables. De ahí que las especies que pertenecen a géneros mayores sean las que con más frecuencia presentan variedades. Puesto que la selección natural obra mediante formas que tienen alguna ventaja sobre otras en la lucha por la existencia, actuará principalmente

sobre aquellas que tienen ya una ventaja, y la magnitud de un grupo muestra que sus especies han heredado de un antepasado común alguna ventaja en común. Por consiguiente, la lucha por la producción de descendientes nuevos y modificados será principalmente entre los grupos mayores, que están todos esforzándose por aumentar en número. Un grupo grande vencerá lentamente a otro grupo grande, lo reducirá en número y hará disminuir así sus posibilidades de ulterior variación y perfeccionamiento. Dentro del mismo grupo grande, los subgrupos más recientes y perfeccionados, por haberse separado y apoderado de muchos puestos nuevos en la economía de la naturaleza, tenderán constantemente a suplantar y destruir a los subgrupos más primitivos y menos perfeccionados. Los grupos y subgrupos pequeños y fragmentarios desaparecerán finalmente. La subordinación de unos grupos a otros queda explicada por la tesis de que las especies con mayor variabilidad y con la de mayor distribución. Así, los mayores grupos, tienden a aumentar en forma continua. De este como, los descendientes que varían de cada especie procuran ocupar el mayor y más diferente número de puestos posibles, tienden constantemente a diversificarse en sus caracteres. Por último, las formas que aumentan en número y divergen en caracteres tienen una tendencia a suplantar y exterminar a las formas precedentes menos divergentes y perfeccionadas.

3. De este modo se explican dos hechos siempre presentes en las clasificaciones:

a) "Todos los organismos vivientes y extintos están comprendidos en un corto número de grandes órdenes y en un número menor de clases."

b) "Los descendientes modificados procedentes de un progenitor, quedan separados en grupos subordinados a otros grupos"

4. El tiempo es también un factor determinante: a mayor tiempo, mayor probabilidad de que aparezcan variedades.

5. Según Darwin, los cambios en las condiciones de vida producen una tendencia a aumentar la variabilidad.

6. La existencia de "nichos vacíos" que puedan ser explotados sin competencia.

La selección natural

A esta conservación de las diferencias y variaciones individualmente favorables y la destrucción de las que son perjudiciales la he llamado yo selección natural o supervivencia de los más adecuados.

En el Origen, Darwin utilizó la selección artificial como una analogía fundamental para la comprensión del mecanismo de la selección natural. La analogía de las técnicas agrícolas y ganaderas había sido ya utilizada por Lamarck como una evidencia de la eficacia de su ley de uso y desuso de los órganos.

También Darwin, instigado por John Herschel, encuentra en la analogía un gran aliado metodológico. Tanto la selección artificial como la selección natural tienen como resultado la transformación de las especies gracias a la acumulación progresiva de variaciones. La gran diferencia estriba en la dirección del cambio: dirigida hacia la utilidad del hombre, en un caso, ciega en el otro. Sin embargo, en muchos casos la selección artificial se remonta a épocas tan remotas, que su efecto resulta inconsciente para los hombres.

La supervivencia del más fuerte "incluye no sólo la vida del individuo, sino también el éxito al dejar descendencia".

La influencia de la teoría de Malthus en la formulación de la teoría de la selección natural se reconoce explícitamente en El Origen:

De la rápida progresión en que tienden a aumentar todos los seres orgánicos resulta inevitablemente una lucha por la existencia, pues de otro modo, según el principio de la progresión geométrica, su número sería pronto extraordinariamente tan grande que ningún país podría mantener el producto.

De ahí que, como se producen más individuos que los que puede sobrevivir, tiene que haber en cada caso una lucha por la existencia, ya de un individuo con otro de su misma especie o con individuos de especies distintas, ya con las condiciones físicas de vida. Ésta es la doctrina de Malthus, aplicada con doble motivo al conjunto de los reinos animal y vegetal, pues en este caso no puede haber ningún aumento de alimentos ni ninguna limitación prudente por el matrimonio.

La teoría de la selección natural logra explicar multitud de hechos biogeográficos:

Las relaciones que se acaban de discutir, a saber: que los organismos inferiores tienen mayor extensión geográfica que los superiores; que algunas de las especies de los géneros de gran extensión se extienden también ellas mucho; hechos tales como el de que las producciones alpinas, lacustres y palustres estén generalmente relacionadas con las que viven en las tierras bajas y tierras secas circundantes; el notable parentesco entre los habitantes de las islas y los de la tierra firme más próxima; el parentesco aún más estrecho de los distintos habitantes de las islas de un solo archipiélago— son inexplicables dentro de la opinión ordinaria de la creación independiente de cada especie; pero son explicables si admitimos la colonización desde el origen más próximo y fácil, unida a la adaptación subsiguiente de los colonos a su nueva patria.

Gradualismo

La selección natural obra solamente mediante la conservación y acumulación de pequeñas modificaciones heredadas, provechosas todas al ser conservado; y así como la geología moderna casi ha desterrado opiniones tales como la excavación de un gran valle por una sola honda diluvial, de igual modo la selección natural desterrará la creencia de la creación continua de nuevos seres orgánicos o de cualquier modificación grande y súbita en estructura.

Nada vemos de estos cambios lentos y progresivos hasta que la mano del tiempo ha marcado el transcurso de las edades; y entonces, tan imperfecta es nuestra visión de las remotas edades geológicas, que vemos sólo que las formas orgánicas son ahora diferentes de lo que fueron en otro tiempo.

La ausencia o rareza de variedades de transición en el registro fósil fue una de las objeciones más repetidas a la teoría darwiniana. En el capítulo "Dificultades de la teoría", Darwin alegó distintas razones para explicar la ausencia de variedades intermedias:

1. La transformación de partes aisladas en territorios actualmente continuos.

2. Las variedades más numerosas tendrían mayor ventaja evolutiva y harían desaparecer a las minoritarias.

3. La lucha entre las especies de un mismo género es más encarnizada.

4. Enfrentándose a Lyell, quien oponía la fragmentariedad del registro fósil al gradualismo filogenético, Darwin lo califica de incompleto. El capítulo "De la imperfección de los registros geológicos" está destinado a refutar los "hechos" que desde la paleontología se le objetaron al gradualismo de la teoría evolutiva.

Divergencia de caracteres

Según el principio de la divergencia, los grupos con más géneros resultaban ser los que presentaban más especies y más subespecies. Darwin lo explica a partir de la selección natural: los grupos biológicos obtienen ventajas al diferenciarse lo más posible, en forma similar a como las obtienen los miembros de un mismo grupo al diferir entre sí. Darwin comparaba el principio de la divergencia con la "división fisiológica del trabajo" de Henri Milne-Edwards, que sostenía que mientras más especializadas son las distintas partes del organismo más eficaz es el organismo en su conjunto.

El concepto de especie

En el Origen, Darwin ofrece varios argumentos contra la concepción morfológica de especie. Así, recurre al dimorfismo sexual y otros polimorfismos (la alternancia de las generaciones, de larvas frente a los adultos y de las diferentes formas de flores que existen en una serie de especies de plantas) para demostrar que el concepto morfológico de especie no tiene ningún sentido como base adecuada para la construcción de un lenguaje biológico. Sin embargo, el concepto de especie defendido por Darwin continúa siendo una cuestión controvertida.

Según Mayr, sus cuadernos de notas muestran que hacia 1837 había abandonado el concepto tipológico de especie, desarrollando un concepto biológico basado en el aislamiento reproductivo. Sin embargo, argumenta Mayr, quince años más tarde, a partir de sus estudios de variedades de plantas, abandonó el concepto biológico para volver a una definición entre tipológica y nominalista como la defendida en el Origen.

Ghiselin sostiene que el problema es más complicado y que el concepto darwiniano de especie se acerca considerablemente al concepto biológico de la síntesis evolutiva moderna.

Aunque nunca llegó a defender la definición biológica de especie en su sentido estrictamente moderno las especies como poblaciones que son reproductivamente aisladas, Ghiselin sostiene que Darwin consideraba a las especies como unidades evolutivas y, por lo tanto, reales. Basándose tanto en declaraciones explícitas de Darwin en los cuadernos de notas como en su práctica sistemática, Ghiselin demuestra que "Darwin no consideró que las especies fueran necesaria y totalmente arbitrarias y que no se basó simplemente en la distinción y la semejanza morfológica".

Lo que negaba Darwin no era la realidad de los taxones sino de las categorías taxonómicas.

Teoría de la Evolución de Darwin – Premisa

La teoría de la evolución de Darwin es la idea ampliamente sostenida de que la vida está relacionada y que ha descendido de un ancestro común. Los pájaros y las bananas, los peces y las flores -- todos están relacionados. La teoría general de Darwin supone el desarrollo de la vida a partir de la no-vida y estresa un "descenso con modificación" puramente naturalista (no dirigido). Es decir, criaturas complejas evolucionaron de ancestros más simples naturalmente, con el paso del tiempo. Resumidamente, a medida que ocurren mutaciones genéticas al azar dentro del código genético de un organismo, las mutaciones beneficiales son preservadas, porque ellas ayudan a la sobrevivencia -- un proceso conocido como "selección natural." Estas mutaciones beneficiales son pasadas a la siguiente generación. Con el tiempo, las mutaciones beneficiales se acumulan y el resultado es un organismo completamente diferente (no sólo una variación del original, sino una criatura completamente diferente).

Teoría de la Evolución de Darwin - Selección Natural

Aunque la teoría de la evolución de Darwin es un arquetipo relativamente joven, la visión del mundo evolucionista en sí es tan vieja como la antigüedad. Antiguos filósofos griegos, tales como Anaximandro postularon el desarrollo de la vida a partir de la no-vida y el descenso evolucionista del hombre a partir de animales. Charles Darwin simplemente trajo algo nuevo a la vieja filosofía -- un mecanismo plausible llamado "selección natural." La selección natural actúa para preservar y acumular ventajosas mutaciones genéticas menores. Suponga que un miembro de una especie desarrolló una ventaja funcional (le crecieron alas y aprendió a volar). Su cría heredaría esa ventaja y la pasaría a sus crías. Los miembros inferiores (desfavorecidos) de la misma especie morirán gradualmente, dejando sólo a los miembros superiores (favorecidos) de las especies. La selección natural es la preservación de una ventaja funcional que permite a la especie competir mejor en su hábitat. La selección natural es el equivalente naturalista a la cría doméstica. A través de los siglos, los criadores humanos han producido cambios dramáticos en poblaciones animales domésticas al seleccionar individuos para la cría. Los criadores eliminan gradualmente rasgos indeseables con el tiempo. Similarmente, la selección natural elimina gradualmente, con el tiempo, a las especies inferiores.

Teoría de la Evolución de Darwin -Despacio Pero Seguro...

La teoría de la evolución de Darwin es un lento proceso gradual. Darwin escribió: "La selección natural sólo actúa tomando ventaja de pequeñas variaciones sucesivas; ella nunca da un salto repentino, sino que debe avanzar con pasos cortos y seguros, aunque lentos.1 De esta manera, Darwin reconoce que: "Si se pudiera demostrar la existencia de cualquier órgano complejo, el cual no pudo haber sido formado por numerosas y pequeñas modificaciones sucesivas, mi teoría se desbarataría completamente. Tal órgano complejo sería conocido como un "sistema irreduciblemente complejo". Un sistema de complejidad irreducible es aquel compuesto de múltiples partes, todas las cuales son necesarias para el funcionamiento del sistema. Si tan sólo faltara una parte, el sistema entero dejaría de funcionar. Cada parte es integral.3 Por esto, tal sistema no pudo haber evolucionado lentamente, parte por parte. Una trampa común de ratones es un ejemplo nobiológico ordinario de complejidad irreducible. Está compuesta de cinco partes básicas: un gancho (para sostener la carnada), un poderoso resorte, una varilla delgada llamada "el martillo," una barra de seguridad, para mantener al martillo en su sitio, y una plataforma para armar la trampa. Si faltara cualquiera de esas partes, el mecanismo no funcionará. Cada parte es integral. La trampa de ratones es irreduciblemente compleja.

Teoría de la Evolución de Darwin -Una Teoría en Crisis

La Teoría de la Evolución de Darwin es una teoría en crisis a la luz de los tremendos avances que hemos hecho en biología molecular, bioquímica, y genética en los pasados cincuenta años. Ahora sabemos que existen de hecho decenas de miles de sistemas irreduciblemente complejos a nivel celular. La complejidad especificada permea al mundo biológico microscópico. El biólogo molecular Michael Denton, escribió: "Aunque las más minúsculas células bacterianas son increíblemente pequeñas, pesando menos de 10-12 gramos, cada una es de hecho, una auténtica fábrica micro miniaturizada, conteniendo miles de piezas exquisitamente diseñadas de intrincada maquinaria molecular, constituida en su totalidad por cien mil millones de átomos, mucho más complicada que ningún mecanismo construido por el hombre y absolutamente sin paralelo en el mundo inanimado."5

Y nosotros no necesitamos un microscopio para observar la complejidad irreducible. El ojo, el oído y el corazón son ejemplos de complejidad irreducible, aunque ellos no eran reconocidos como tales en los días de Darwin. No obstante, Darwin confesó: "Suponer que el ojo, con todas sus artimañas inimitables para ajustar el enfoque para diferentes distancias, para permitir diferentes cantidades de luz, y para la corrección de la aberración esférica y cromática, podría haberse formado por selección natural, parece, confieso abiertamente, absurdo en el más alto grado posible.6

EVOLUCION SEGUN DARWIN

Evolución: Teoría y evidencia

La teoría de la evolución de Darwin se considera, con justicia, como el mayor principio unificador de la biología. Darwin no fue el primero en proponer una teoría de la evolución, pero fue el primero que describió un mecanismo válido por el cual podría ocurrir. Su teoría difería de teorías previas en que él imaginaba a la evolución como un proceso doble, que dependía:

1) de la existencia de variaciones heredables entre los organismos, y

2) del proceso de selección natural por el cual algunos organismos, en virtud de sus variaciones heredables, dejaban más progenie que otros.

Existen numerosas evidencias que ponen de manifiesto la existencia del proceso evolutivo. Distinguiendo el campo del que provienen, pueden reconocerse cinco fuentes de evidencia: la observación directa, la biogeografía, el registro fósil, el estudio de las homologías y la imperfección de la adaptación.

Desde la época de Darwin, se ha acumulado una gran cantidad de nuevas evidencias en todas estas categorías, particularmente en los niveles celular, subcelular y molecular, que destacan la unidad histórica de todos los organismos vivos. Una debilidad central de la teoría de Darwin, que permaneció sin resolver durante muchos años, fue la ausencia de un mecanismo válido para explicar la herencia.

En la década de 1930, el trabajo de muchos científicos se plasmó en la Teoría Sintética de la evolución, que combina los principios de la genética mendeliana con la teoría darwiniana. La Teoría Sintética ha proporcionado -y continúa proporcionando- el fundamento del trabajo de los biólogos en sus intentos por desentrañar los detalles de la historia de la vida.

La teoría de Darwin

Charles Darwin no fue el primero en proponer que la diversidad de los organismos es el resultado de procesos históricos, -pero el reconocimiento por la teoría de la evolución le pertenece por dos razones. En primer lugar, su "larga argumentación"' -como fue caracterizado El Origen de las Especies- dejó poca duda acerca de que la evolución había ocurrido en realidad y, de esta manera, marcó un punto de viraje en la ciencia de la biología. La segunda razón, que está íntimamente vinculada con la primera, es que Darwin percibió el mecanismo general en virtud del cual se produce la evolución.

El concepto original de Darwin y de Wallace acerca de cómo ocurre la evolución todavía sigue proporcionando el marco básico para nuestra comprensión del proceso. Ese concepto se funda en cinco premisas:

a. Los organismos engendran organismos similares; en otras palabras, hay estabilidad en el proceso de la reproducción.

b. En la mayoría de las especies, el número de individuos que sobreviven y se reproducen en cada generación es pequeño en comparación con el número total producido inicialmente.

c. En cualquier población dada ocurren variaciones aleatorias entre los organismos individuales, algunas de las cuales son hereditarias, es decir, que no son producidas por el ambiente.

d. La interacción entre estas variaciones hereditarias, surgidas al azar, y las características del ambiente determinan en grado significativo cuáles son los individuos que sobrevivirán y se reproducirán y cuáles no. Algunas variaciones permiten que los individuos produzcan más descendencia que otros. Darwin llamó a estas características variaciones "favorables" y propuso que las variaciones favorables heredadas tienden a hacerse cada vez más comunes de una generación a otra. Este es el proceso al que Darwin llamó selección natural.

e. Dado un tiempo suficiente, la selección natural lleva a la acumulación de cambios que provocan diferencias entre grupos de organismos.

Evidencias del proceso evolutivo

La formulación de la teoría evolutiva se sustentó en un gran número de datos, a los que se han sumado posteriormente numerosas evidencias que ponen de manifiesto la evolución histórica de la vida. Podemos clasificar estas evidencias distinguiendo las cinco principales fuentes de las que provienen: la observación directa, el estudio de la biogeografía, el registro fósil, el estudio de las homologías y la imperfección de la adaptación.

La observación directa permite apreciar, en algunos casos, la acción de la selección causada por las presiones de la civilización humana sobre otros organismos. Estos casos representan el cambio en pequeña escala que ocurre dentro de las poblaciones (microevolución). Entre los ejemplos modernos de selección natural, que actúa sobre variaciones aleatorias, se encuentra el aumento en la frecuencia de una variante negra de Biston Betularia en áreas industriales, el incremento de las bacterias resistentes a antibióticos, los múltiples logros de la selección artificial y la constatación de las variaciones existentes entre poblaciones naturales pertenecientes a una misma especie.

En el método para detectar y aislar bacterias resistentes a las drogas.

a) Las bacterias son cultivadas en un caldo que contiene nutrientes.

b) Se esparce una muestra de la suspensión celular sobre la superficie de una placa de Petri que contiene un caldo nutritivo solidificado con agar.

c) Se incuba la placa hasta que se visualizan las colonias individuales.

d) Se utiliza un trozo de paño aterciopelado, ajustado alrededor de un bloque cilíndrico, para transferir una muestra de las colonias a otra placa de Petri que contiene un medio sólido con el antibiótico penicilina y que constituirá una réplica de la original.

e) Sólo las bacterias resistentes a la penicilina crecerán en la placa que contiene el antibiótico.

Los ejemplos mencionados apoyan la propuesta de Darwin de la selección natural como principal mecanismo del cambio evolutivo. Sin embargo, si bien ilustran significativamente el cambio que ocurre dentro de las poblaciones, no constituyen por sí mismos evidencias del cambio evolutivo que ocurre por encima del nivel de las especies (macroevolución).

Las evidencias del cambio evolutivo a gran escala provienen de otras fuentes:

Los datos provenientes de la biogeografía evidencian qué tipos particulares de organismos se encuentran en áreas geográficas específicas, pero no en otras áreas de clima y topografía similares. Las observaciones de Darwin acerca de la distribución geográfica y una multitud de otros ejemplos biogeográficos constituyen una fuerte evidencia de que los seres vivos son lo que son y están donde están a causa de los acontecimientos ocurridos en el curso de su historia previa.

Otra línea de evidencias que ponen de manifiesto la ocurrencia de la macroevolución es la proporcionada por el registro fósil, que muestra que los organismos tienen una larga historia y que han cambiado en el curso del tiempo. El registro fósil revela una sucesión de patrones morfológicos en la que las formas más simples generalmente preceden a las más complejas. Los estudios geológicos y la recolección de especímenes vegetales y animales formaban parte de las actividades de Darwin durante el viaje del Beagle. Las costas de Sudamérica eran de interés particular, porque mostraban evidencias de extensos cataclismos con muchos estratos geológicos expuestos.

Otra prueba importante de la evolución a gran escala que se desprende del análisis del registro fósil está dada por la secuencia de aparición de ciertos grupos de organismos que permite deducir un orden evolutivo para esos grupos: primero peces, luego anfibios, luego reptiles y finalmente aves y mamíferos.

Una línea de evidencias adicional del proceso evolutivo proviene del estudio comparativo de las denominadas estructuras homólogas y de las vías bioquímicas.

Las homologías entre las estructuras, los patrones de desarrollo y la unidad bioquímica de organismos diversos denotan una ascendencia común. Las similitudes que expresan homologías son poco explicables en términos de su funcionalidad. La pata del caballo, el ala del murciélago, las aletas de una ballena están constituidas sobre la base de un mismo patrón, que incluye los mismos huesos en posiciones relativas similares. Los miembros con cinco dedos son homólogos en la medida que constituyen una similitud entre especies, que no está justificada funcionalmente. Para los naturalistas pre darwinianos, ésta era una evidencia de la existencia de un "plan de la naturaleza", en un sentido místico.

Para los biólogos evolucionistas, es la evidencia del origen común de estos grupos, a partir de un antecesor común que tenía cinco dedos. Si las especies hubieran sido creadas separadamente, sería imposible interpretar esta coincidencia.

Finalmente, una última línea de evidencia proviene de los estudios sobre la adaptación, también llamada la "imperfección" de la adaptación. En el curso de su carrera como naturalista, Darwin acumuló una enorme cantidad de información sobre los organismos vivos. Sobre la base de este vasto conocimiento, Darwin sabía que no todas las adaptaciones -"dispositivos"- son perfectas. Las adaptaciones simplemente son tan buenas como pueden serlo. Lejos de ser una dificultad para los evolucionistas, según lo muestra un análisis cuidadoso, la imperfección de muchas adaptaciones constituye una quinta línea de fuerte evidencia en apoyo de la evolución.

Darwin encontró numerosos ejemplos en los que comprobó que la evolución, muy lejos de operar como un delicado ingeniero que diseña y construye a cada especie a partir de un plan preconcebido y de materiales óptimos, se parecería más a un zapatero remendón que pone parches sobre diseños preexistentes. Las adaptaciones proveen evidencia no sólo de que en las poblaciones ocurren cambios graduales a lo largo del tiempo en respuesta a fuerzas selectivas del ambiente, sino también de que muchas de ellas distan de ser perfectas como consecuencia de las restricciones dadas por la historia evolutiva del grupo.

La teoría de la evolución en la actualidad

Desde la época de Darwin se ha acumulado un gran número de evidencias adicionales que sustentan la realidad de la evolución que ponen de manifiesto que todos los organismos vivos que existen hoy sobre la Tierra se han establecido a partir de formas más antiguas, en el curso de la larga historia del planeta.

En verdad, toda la biología moderna es una confirmación del parentesco existente entre las numerosas especies de seres vivos y de la diferenciación ocurrida entre ellas durante el curso del tiempo. Desde la publicación de El Origen de las Especies, el interrogante importante acerca de la evolución ya no ha sido si ella ocurrió o no.

Esto no constituye actualmente un tema de disputa para la abrumadora mayoría de los biólogos. Los interrogantes principales, y aun fascinantes, para los biólogos conciernen a los mecanismos por los cuales ocurre la evolución.

Una de las principales debilidades de la teoría de la evolución, según fuera formulada por Darwin, era la ausencia de un mecanismo válido para explicar la herencia.

El desarrollo posterior de la genética permitió dar respuesta a tres cuestiones que Darwin nunca pudo resolver:

1) ¿de qué manera se transmiten las características heredadas de una generación a la siguiente?;

2) ¿por qué las características heredadas no se "mezclan", sino que pueden desaparecer y luego reaparecer en generaciones posteriores y

3) ¿de qué manera se originan las variaciones sobre las cuales actúa la selección natural?

La combinación de la teoría de la evolución de Darwin con los principios de la genética mendeliana se conoce como la síntesis neo-darwiniana o la Teoría Sintética de la Evolución. Algunos aspectos de la Teoría Sintética recientemente han sido puestos en tela de juicio, en parte como resultado de nuevos avances en el conocimiento de los mecanismos genéticos producidos por los rápidos progresos en biología molecular y, en parte, como resultado de nuevas evaluaciones del registro fósil. Las controversias actuales, que se refieren principalmente al ritmo y a los mecanismos del cambio macro evolutivo y al papel desempeñado por el azar en la determinación de la dirección de la evolución, no afectan a los principios básicos de la Teoría Sintética. Sin embargo, prometen proporcionarnos una comprensión mayor que la actual acerca de los mecanismos por los cuales ocurre la evolución.

Las bases genéticas de la evolución genética de poblaciones es una síntesis de la teoría darwiniana de la evolución con los principios de la genética mendeliana. Para el genetista de poblaciones, una población es un grupo de organismos que se cruzan, definidos y unidos por su reservorio génico. La evolución es el resultado de los cambios acumulados en la composición del reservorio génico.

La amplitud de la variabilidad genética en una población es un determinante principal de su capacidad para el cambio evolutivo. Puede mostrarse por experimentos de selección artificial que las poblaciones naturales albergan un amplio espectro de variaciones genéticas. La amplitud de la variabilidad genética puede ser cuantificada comparando las estructuras de las proteínas y, más recientemente, mediante la secuenciación de las moléculas de DNA.

El equilibrio de Hardy-Weinberg describe el estado estacionario de las frecuencias alélicas y genotípicas que existiría en una población ideal en la cual se cumplieran cinco condiciones. El equilibrio de Hardy-Weinberg demuestra que la recombinación genética que resulta de la meiosis y de la fecundación no cambia por sí misma la frecuencia de los alelos en el reservorio génico. La expresión matemática del equilibrio de Hardy-Weinberg suministra un método cuantitativo para determinar la intensidad y la dirección del cambio en las frecuencias alélicas y genotípicas.

El principal factor de cambio en la composición del reservorio génico es la selección natural, aunque existen otros procesos involucrados. Estos procesos incluyen la mutación, el flujo de genes, la deriva genética y el apareamiento no aleatorio o preferencial.

La reproducción sexual es el factor más importante que promueve la variabilidad genética en las poblaciones. Existen otros mecanismos que garantizan la exogamia y que también contribuyen al incremento de la variabilidad.

Los biólogos evolutivos proponen que los genes estructurales existentes en la actualidad tuvieron sus comienzos en muy pocos protogenes. Estos protogenes luego se habrían duplicado y modificado por la acumulación de mutaciones durante los últimos 4.000 millones de años.

La amplitud de la variabilidad

El parecido evidente que existe entre los progenitores y sus descendientes se explica por la notable precisión con la cual el DNA se replica y se transmite de una célula a sus células hijas durante la división celular.

El DNA de las células de cualquier individuo es, excepto en el caso de mutaciones ocasionales, una réplica del DNA que el individuo recibió de sus progenitores. De hecho, los mecanismos de replicación y transmisión del DNA no sólo nos vinculan con nuestros antecesores inmediatos, sino que también expresan la relación que existe entre nosotros y todos los demás seres vivos.

Aunque la fidelidad de la duplicación es esencial para la supervivencia de los organismos individuales que componen una población, para que ocurra evolución deben producirse variaciones entre los individuos. Estas variaciones constituyen la materia prima sobre la cual operan las fuerzas evolutivas y son las que hacen posible que poblaciones sometidas a condiciones diferentes sean diferentes.

Así, la variabilidad es una característica de la población; no existe un tipo ideal sino una gama de variantes que va cambiando en el tiempo y en el espacio.

Los resultados de experimentos realizados con Drosophila melanogaster, nos demuestran el grado de variabilidad latente en una población.

En los experimentos realizados con Drosophila, de un único linaje parental, se seleccionó un grupo para incrementar el número de cerdas de la superficie ventral (línea de selección alta) y otro para disminuir el número de cerdas (línea de selección baja).

Como puede verse, la línea de selección alta alcanzó rápidamente un pico de 56 cerdas, pero, luego, el conjunto comenzó a volverse estéril. Se interrumpió la selección en la generación 21 y se reanudó en la generación 24. En esta ocasión, se recuperó el alto número de cerdas anterior y no hubo una pérdida aparente en la capacidad de reproducción. Nótese que, después de la generación 24, la línea que se reproducía sin selección también fue proseguida, según lo indica el trazo azul punteado. Después de 60 generaciones, los miembros del grupo de cruzamientos libres de la línea de selección alta tuvieron un promedio de 45 cerdas. La línea de selección baja se extinguió debido a la esterilidad.

La genética de poblaciones moderna ha indagado de varias maneras diferentes la amplitud de esta variabilidad y cómo estas variaciones se mantienen en los reservorios génicos.

La selección artificial, proceso considerado como una analogía directa de la selección natural, mostró que existe una enorme cantidad de variabilidad oculta en el reservorio génico, y que esta variabilidad latente puede expresarse bajo las presiones de la selección.

El análisis a nivel molecular constituye un método más reciente para estimar la variabilidad. Sobre la base de que las secuencias de aminoácidos de las proteínas reflejan las secuencias de nucleótidos de los genes que las codifican se analizan las proteínas presentes en poblaciones naturales. Se identifican entonces unas proteínas (enzimas) funcionalmente diferentes que están codificadas en diferentes

puntos. Sobre la base de estos datos, sin analizar directamente ninguno de los genes, se puede saber cuántos alelos de cada uno de los genes responsables de codificar la información para cada una de las enzimas existe en la población y así, poder estimar la variabilidad.

Recientemente, comenzó a ser posible realizar a un alto nivel los análisis que los genetistas evolutivos, los cuales estaban esperando con ansiedad: el estudio de las diferentes variabilidades a nivel último, es decir, a nivel del DNA. Dado que no todos los cambios en los nucleótidos dan como resultado cambios en la secuencia de aminoácidos, y que no todos los cambios en la secuencia de aminoácidos son detectables por electroforesis, se esperaba que el estudio del DNA revelara una mayor variabilidad.

Estos estudios se hicieron factibles gracias a la incorporación de algunas técnicas de la biología molecular, tales como la reacción en cadena de la polimerasa -o PCR- que permiten obtener grandes cantidades de DNA a partir de unas pocas moléculas de cadena simple. La posterior forma de secuencian de estos productos de amplificación, han permitido poner de manifiesto un amplio intervalo de la variabilidad oculta, representado por mutaciones silenciosas. Estas mutaciones, previamente indetectables, son cambios puntuales en regiones no codificantes o cambios de bases que no modifican el aminoácido codificado y que, por lo tanto, no alteran la proteína resultante.

El método que usaron Hobby y Leontina para analizar las enzimas de Drosophila fue la electroforesis.

En la técnica de electroforesis, la muestra se disuelve y se coloca en un extremo de una lámina de un gel al que se le aplica un campo eléctrico débil. La velocidad con que se mueven las moléculas en este campo eléctrico está determinada por su tamaño y por su carga eléctrica. Como resultado, es posible separar las proteínas que tienen diferencias estructurales, aunque sean muy leves. Este esquema muestra el aspecto de una electroforesis de seis formas diferentes de una enzima (alozimas). El material de cada columna fue obtenido de moscas homocigóticas para uno de los seis alelos diferentes que codifican para la enzima.

Un estado estacionario: el equilibrio de Hardy-Weinberg

A principios del siglo XX, los genetistas comenzaban a comprender las leyes de la herencia y el origen de nueva variabilidad a partir de la mutación.

Sin embargo, dado que la evolución es un proceso que se desarrolla a través del tiempo, era necesario indagar cómo se comportaba la variabilidad presente en una población a través de las generaciones. Si en una población existen, por ejemplo, dos alelos para una misma característica que están presentes en una determinada proporción y en ciertas combinaciones genotípicas, ¿se modificará esta proporción en la siguiente generación, luego del proceso de reproducción sexual?

Esta pregunta fue respondida, en 1908, por G. H. Hardy, un matemático inglés, y por G. Weinberg, un médico alemán. Trabajando de manera independiente, Hardy y Weinberg mostraron que las combinaciones que resultan del proceso de apareamiento y reproducción que ocurre en cada generación en los organismos diploides no involucran un cambio en la composición general del reservorio génico.

Para demostrar esto, propusieron un modelo teórico que permite examinar el comportamiento de los alelos en una población ideal en la cual rigen cinco condiciones:

1) No ocurren mutaciones;

2) no hay desplazamiento neto de individuos con sus genes hacia el interior de la población (inmigración) o hacia afuera (emigración);

3) la población es lo suficientemente grande como para que se apliquen las leyes de la probabilidad; o sea, es altamente improbable que el azar, por sí mismo, pueda alterar la frecuencia de los alelos;

4) el apareamiento entre individuos es al azar y

5) no hay diferencia en el éxito reproductivo de los genotipos considerados, es decir, que el llevar

diferentes combinaciones alélicas no confiere ventaja a sus portadores.

La progenie de todos los apareamientos posibles tiene la misma probabilidad de sobrevivir y reproducirse en la generación siguiente.

Si se considera un único gen con sólo dos alelos, A y a, se puede demostrar matemáticamente que, si se cumplen las cinco condiciones antes mencionadas, entonces las frecuencias, o proporciones relativas, de los alelos A y a para una población no cambiarán de una generación a otra. Más aun, la frecuencia de los tres genotipos posibles de estos alelos -los genotipos AA, Aa y aa- no cambiarán de una generación a la siguiente. El reservorio génico estará en un estado estacionario - en un equilibrio - con respecto a estos alelos.

De esta forma, la ecuación de Hardy-Weinberg establece que, en una población ideal, en la cual se cumplan las cinco condiciones planteadas por el modelo, ni las frecuencias alélicas ni las frecuencias genotípicas cambian de una generación a otra.

La relación entre la frecuencia del alelo a en la población y la frecuencia de los genotipos AA, Aa y aa.

Naturalmente, cuantos más AA haya, menor será la frecuencia de a. Dadas las interrelaciones de los alelos en los genotipos: AA, Aa y aa, un cambio en la frecuencia de uno u otro alelo da como resultado un cambio correspondiente, y simétrico, en las frecuencias del otro alelo y de los genotipos.

Considérese un único gen que tiene sólo dos alelos, A y a. Hardy y Weinberg demostraron matemáticamente que, si se cumplen las cinco condiciones antes mencionadas, entonces las frecuencias, o proporciones relativas, de los alelos A y a en la población no cambiarán de una generación a otra. Más aun, la frecuencia de los tres genotipos posibles de estos alelos -los genotipos AA, Aa y aa- no cambiarán de una generación a la siguiente. El reservorio génico estará en un estado estacionario -en un equilibrio- con respecto a estos alelos. Este equilibrio se expresa con la siguiente ecuación:

$$p^2 + 2pq + q^2 = 1$$

En esta ecuación, la letra p designa la frecuencia de un alelo y la letra q designa la frecuencia del otro, la suma de p y q siempre debe ser igual a 1 (o sea, p + q representa el 100% de los alelos de ese gen particular en el reservorio génico). La expresión p2 designa la frecuencia de individuos homocigóticos para un alelo, q2 es la frecuencia de individuos homocigóticos para el otro alelo, y 2pq es la frecuencia de heterocigotos.

Derivación de la ecuación de Hardy-Weinberg

Para comprender de qué manera Hardy y Weinberg pudieron obtener su ecuación y así, demostraron el equilibrio de las frecuencias alélicas y genotípicas se cumple en una población que mantiene las cinco condiciones establecidas. Observemos más de cerca el comportamiento del gen con sólo dos alelos, A y a. Nos interesan las frecuencias relativas -o sea, las proporciones- de A (p) y a (q) de una generación a la siguiente. Como notamos en las líneas anteriores, cuando hay sólo dos alelos, la suma de p y q debe igualar a la unidad: p + q = 1.

Por ejemplo, supongamos que, en una población particular, el 80% de los alelos del gen en estudio es del tipo A. La frecuencia de A es 0,8, o p = 0,8. Como hay sólo dos alelos, sabemos entonces que la frecuencia del alelo a es 0,2 (q = 1 - p).

Supongamos que las frecuencias relativas de A y a son iguales tanto en los machos como en las hembras (como ocurre con la mayoría de los alelos en las poblaciones naturales). Supongamos ahora que los machos y las hembras se aparean al azar con respecto al hecho de ser portadores de los alelos A y a. Podemos calcular las frecuencias de los genotipos resultantes dibujando un tablero de Punnett. Como puede verse en la figura anterior, las proporciones de los genotipos en la población, producida por este apareamiento al azar, serán 64% AA, 32% Aa y 4% aa.

En lugar de dibujar un tablero de Punnett, podemos hacer lo mismo de manera algebraica. Dado que p + q= 1, se sigue que:

(p+ q) x (p+ q) = 1 x 1 = 1

o, como se recordará probablemente del álgebra:

p2+ 2pq + q2 = 1

Esta expresión algebraica de las frecuencias genotípicas es la ecuación de Hardy-Weinberg.

Apliquemos esta explicación al apareamiento al azar que había ocurrido en una población nuestra.

Tomando los valores iniciales para la frecuencia de los dos alelos, obtenemos los siguientes resultados:

p2 = 0,8 x 0,8 = 0,64 (la frecuencia de los genotipos AA)

2 pq= 2 x 0,8 x 0,2 = 0,32 (la frecuencia de los genotipos Aa)

$q2 = 0,2 \times 0,2 = 0,04$ (la frecuencia de los genotipos aa)

¿Qué ha ocurrido con la frecuencia de los dos alelos en el reservorio génico como resultado de esta ronda de apareamientos? Sabemos, por nuestros cálculos, que la frecuencia AA es 0,64.

Además, la mitad de los alelos en los heterocigotos Aa son A, de modo que la frecuencia total del alelo A es 0,64 más la mitad de 0,32 (o sea, 0,64 más 0,16), lo cual totaliza 0,8.

La frecuencia (p) del alelo A no ha cambiado.

De modo semejante, la frecuencia total del alelo a es 0,04 (en los homocigotos) más 0,16 (la mitad de los alelos en los heterocigotos) o sea 0,2.

La frecuencia (q) del alelo a también ha permanecido constante.

Si ocurre otra ronda de apareamientos, la proporción de genotipos AA, Aa y aa en nuestra población será nuevamente de 64%, 32% y 4%, respectivamente.

Nuevamente, la frecuencia del alelo A será 0,8, y la del alelo a 0,2. Y así sucesivamente, generación tras generación. En una población ideal, en la cual se cumplan las cinco condiciones planteadas por el modelo, ni las frecuencias alélicas ni las frecuencias genotípicas cambian de una generación a otra.

El desarrollo del equilibrio de Hardy-Weinberg y su formulación matemática han sido un valiosísimo fundamento para la genética de poblaciones. A primera vista, esto parece difícil de comprender, dado que es prácticamente imposible que las cinco condiciones requeridas por el modelo para que el equilibrio se mantenga se cumplan en una población natural.

Si bien las frecuencias de los alelos en las poblaciones naturales siempre están cambiando, sin la ecuación de Hardy-Weinberg no sabríamos cómo detectar el cambio, determinar su magnitud y dirección, o describir las fuerzas que lo pueden determinar. Sin embargo, si podemos identificar el genotipo de los individuos de una población, podremos estimar las frecuencias génicas y comparar estos datos con el modelo de Hardy-Weinberg. Si hacemos esto durante varias generaciones, podemos representar con exactitud en un gráfico los cambios que están ocurriendo en el reservorio génico y, en función de ello, investigar las causas.

Los agentes del cambio

De acuerdo con la teoría evolutiva moderna, la selección natural es la fuerza principal que explica el cambio en las frecuencias de los alelos. Existen, sin embargo, otros agentes que pueden cambiar las frecuencias de los alelos en una población. Entre estos agentes pueden distinguirse principalmente la mutación, el flujo de genes, la deriva genética y el apareamiento no aleatorio.

Las mutaciones ocurren al azar, o por casualidad. Esto significa que, aunque la tasa de mutaciones puede ser influida por factores ambientales, las consecuencias de las mutaciones son independientes de las características del ambiente y, por lo tanto, de su potencialidad para constituirse en un beneficio o en un perjuicio para el organismo y su progenie.

El flujo de genes -la entrada o salida de los alelos del reservorio génico - pueden introducir nuevos alelos o alterar las proporciones de los alelos ya presentes y, frecuentemente, este proceso tiene el efecto de contrarrestar a la selección natural. La interrupción de flujo génico por alguna barrera geográfica es un hecho muy importante en el proceso de formación de especies nuevas.

El equilibrio de Hardy-Weinberg tiene validez sólo si la población es grande. Este requisito es necesario porque el equilibrio depende de las leyes de la probabilidad. La deriva genética es un proceso que ocurre generalmente en poblaciones pequeñas En las poblaciones pequeñas, ciertos alelos pueden aumentar o disminuir su frecuencia y, a veces, incluso desaparecer, como resultado del azar.

Los genetistas de poblaciones y otros biólogos evolutivos generalmente concuerdan en que la deriva genética desempeña un papel significativo en la determinación del curso evolutivo de las poblaciones. Sin embargo, su importancia relativa, comparada con la de la selección natural, es un asunto que se debate actualmente. Hay, por lo menos, dos situaciones en las cuales se ha demostrado su importancia. Una de ellas es el efecto fundador.

Efecto fundador

El efecto fundador puede manifestarse cuando una nueva población es fundada a partir de una pequeña muestra de una población original (por ejemplo, la colonización de una isla no habitada anteriormente, a partir de unos pocos individuos de una población continental), las frecuencias alélicas en el grupo fundador pueden ser diferentes de las presentes en la población de donde proceden. Como consecuencia de ello, el reservorio génico de la nueva población tendrá una composición diferente al reservorio de la población originaria.

Otro caso de deriva genética aparece cuando el número de miembros de una población se reduce drásticamente por un acontecimiento que tiene poca o ninguna relación con las presiones habituales de la selección natural. A este fenómeno se lo denomina cuello de botella.

El apareamiento no aleatorio o preferencial provoca cambios en las proporciones de los genotipos y puede o no afectar las frecuencias alélicas. Una forma de apareamiento no aleatorio, particularmente importante en las plantas, es la autopolinización. En los animales, el apareamiento no aleatorio depende, a menudo, del comportamiento. Este apareamiento no aleatorio es un componente importante de selección natural en algunas especies. El apareamiento no aleatorio puede provocar cambios en las frecuencias genotípicas sin producir necesariamente ningún cambio en la frecuencia de los alelos en cuestión.

Preservación y promoción de la variabilidad

Sin duda, el mecanismo más importante por el cual se promueve la variabilidad de la progenie en los organismos eucarióticos es la reproducción sexual y lo hace de tres modos:

1) por distribución independiente de los cromosomas en la meiosis §;

2) por crossing-over con recombinación genética en la meiosis y

3) por la combinación de los dos genomas parentales en la fecundación.

En cada generación, los alelos son distribuidos en combinaciones nuevas. En contraste con esto, los organismos que se reproducen sólo asexualmente mediante procesos en los que intervienen la mitosis y la citocinesis, pero no la meiosis -excepto en el caso de que haya ocurrido una mutación durante el proceso de duplicación- el organismo nuevo será exactamente igual a su único progenitor. Con el tiempo se formarán muchos clones; cada uno de los cuales podrá llevar una o más mutaciones, pero, a menos que las mismas mutaciones ocurran en los mismos clones, las combinaciones potencialmente favorables nunca se acumularán en un mismo genotipo.

En cuanto a las desventajas, los organismos que se reproducen sexualmente sólo pueden hacerlo a la mitad de la velocidad que los organismos que se reproducen asexualmente. La única ventaja para el organismo que se reproduce sexualmente es la promoción de la variabilidad, la producción de nuevas combinaciones de alelos entre la progenie. Por qué esta variabilidad resulta ventajosa para el organismo individual es objeto de una antigua y larga discusión que aún sigue abierta

En las poblaciones que se reproducen sexualmente se han desarrollado muchos mecanismos que promueven nuevas combinaciones genéticas.

Estos mecanismos incluyen la presencia de alelos de auto esterilidad y de adaptaciones anatómicas que inhiben la autofecundación en las plantas y de diversas estrategias del comportamiento que inhiben la cruza entre organismos emparentados, en los animales. La variabilidad es también preservada por la diploidía, que protege a los alelos recesivos raros de la selección natural. La selección natural también puede promover y preservar la variabilidad.

En los casos de superioridad de los heterocigotos, por ejemplo, se selecciona al heterocigoto con preferencia a cualquier homocigoto, manteniendo así a ambos alelos en la población. La heterosis, o vigor híbrido, es el resultado de la superioridad del heterocigoto o bien del enmascaramiento en heterocigosis de los posibles efectos perjudiciales de alelos recesivos.

El origen de la variabilidad genética

Las nuevas técnicas de análisis del DNA de los cromosomas de los organismos eucarióticos han permitido comprobar que grandes segmentos de DNA -los transposones - tienen la capacidad para producir duplicados de sí mismos y dispersar estos duplicados en otros sitios del mismo cromosoma o de otros cromosomas. Estos genes duplicados son entonces libres para transitar su propio camino evolutivo, dejando que sus funciones sean desempeñadas por los genes parentales originales. Los genes duplicados están libres, por lo tanto, de restricciones selectivas, permitiendo que se acumulen las mutaciones.

Los biólogos evolutivos proponen que los genes estructurales existentes actualmente tuvieron sus comienzos en muy pocos protogenes, que luego se duplicaron y modificaron por la acumulación de mutaciones durante los últimos 4.000 millones de años. Más importante aún es que existen evidencias claras de que este proceso de duplicación y subsiguiente mutación continúa en el presente. La duplicación y la modificación génica han desempeñado indudablemente un papel muy importante en la evolución. Es probable que, a medida que se incremente nuestra comprensión acerca de estos procesos, se requerirá una revisión de algunos aspectos de la teoría evolutiva.

La selección natural

De acuerdo con el propio relato de Darwin, el concepto de selección natural se le ocurrió en 1838 leyendo el "Ensayo sobre el principio de población" de Malthus. Darwin comprendió que todas las poblaciones -no sólo la población humana- están condenadas potencialmente a exceder los recursos de los que depende su existencia. Sólo una pequeña fracción de los individuos que podrían existir nace, sobrevive y llega a reproducirse.

Según Darwin, los que sobreviven son los que se encuentran "favorecidos", para usar su propio término, por ser portadores de ligeras variaciones ventajosas. Este proceso de mayor supervivencia y reproducción de los "favorecidos" fue llamado por él selección natural, por analogía con la selección artificial practicada por los criadores de animales y plantas domésticos.

La selección natural se define como la reproducción diferencial de genotipos que resulta de las interacciones entre los organismos individuales y su ambiente y, de acuerdo con la

Teoría Sintética de la evolución, es la principal fuerza de la evolución. La selección natural puede actuar produciendo cambios o manteniendo la variabilidad dentro de una población.

La selección natural puede operar solamente sobre las características expresadas en el fenotipo. La unidad de selección es el fenotipo completo: la totalidad del organismo. En casos extremos, un sólo alelo puede ser decisivo en la selección pero, generalmente, un fenotipo exitoso es el resultado de la interacción de muchos genes. Las tres tipos principales de selección natural son la selección normalizadora, la selección disruptiva y la selección direccional. Otro tipo de selección es la selección dependiente de la frecuencia y una quinta categoría es la selección sexual.

La selección natural implica interacciones entre organismos individuales, su ambiente físico y su ambiente biológico -es decir, con otros organismos-. Generalmente, el resultado de la selección natural es la adaptación -aunque imperfecta- de las poblaciones a su ambiente. La adaptación al ambiente biológico resulta de la interacción recíproca de especies de organismos, es decir, de la coevolución. La postura clásica que considera a la evolución como un proceso de creciente adaptación a partir de la acción de la selección natural ha recibido numerosas críticas.

Se han propuesto que la fijación azarosa de rasgos neutrales, los procesos de eleometría y heterocroma, el efecto pleiotrópico y el ligamiento genético, los emergentes arquitectónicos y las variaciones ambientales sin base genética pueden dar origen a nuevas características, en forma alternativa a la selección natural. Recientemente, se han introducido nuevos conceptos relativos a la adaptación para distinguir la función actual de una estructura del proceso que explica su origen. Entre ellos, se cuentan la exaptación, la no aptación y la aptación, para denominar conjuntamente a las exaltaciones y las adaptaciones.

Selección natural y mantenimiento de la variabilidad

En el curso de las controversias que llevaron a la formulación de la Teoría Sintética, algunos biólogos argumentaron que la selección natural serviría sólo para eliminar al "menos apto" y, en consecuencia, tendería a reducir la variación genética de las poblaciones, actuando en este sentido como una fuerza anti evolutiva. La genética de poblaciones moderna ha demostrado que esto no es cierto. La selección natural puede ser un factor crítico para preservar y promover la variabilidad en una población.

Hay muchos ejemplos de cómo puede mantenerse la variabilidad en los que diversas fuerzas selectivas puedan estar operando simultáneamente. Un buen ejemplo lo constituyen el color y los patrones de bandeado en caracoles.

En distintas especies de caracoles terrestres del género Cepeada coexisten en diversas coloraciones de la concha del caracol. Además, en la concha puede presentar hasta cinco bandas longitudinales de color. La evidencia fósil indica que estos diferentes tipos de conchas han coexistido durante más de 10.000 años. Los caracoles presentan un tipo de polimorfismo denominado polimorfismo equilibrado, en contraposición al polimorfismo llamado transitorio. En los ambientes uniformes, por ejemplo, hay una frecuencia más alta de caracoles sin bandas, mientras que, en los hábitats irregulares y variados, como los pisos de los bosques, la mayoría tiende a ser bandeada.

De modo análogo, los hábitat más verdes tienen la mayor proporción de conchas amarillas, pero entre los caracoles que viven sobre fondos oscuros, las conchas amarillas son mucho más visibles, resultando claramente desventajosas a juzgar por el éxito de captura de este tipo de concha por los zorzales, sus predadores naturales. Sin embargo, se encuentran ambos tipos de conchas en las distintas colonias, distantes unas de otras.

Parecen existir factores fisiológicos que están correlacionados con los diferentes patrones de coloración de las conchas, dado que los genes que controlan ambos aspectos conformarían un grupo de ligamiento. Esto explicaría, aunque no de manera concluyente, por qué están presentes los dos tipos. Se han hecho experimentos que muestran, por ejemplo, que los caracoles sin bandas (especialmente los amarillos) son más resistentes al calor y al frío que aquellos que presentan bandas. En otras palabras, es probable que el polimorfismo se haya mantenido porque están operando varias presiones selectivas diferentes, las cuales actúan en forma conjunta.

El resultado de estas interacciones es el mantenimiento de las variaciones genéticas que determinan el color y la formación de bandas, de modo que se establece un polimorfismo equilibrado.

Tipos de selección

Las tres categorías principales de la selección natural son: la selección normalizadora, en la cual se eliminan los fenotipos extremos de la población; la selección disruptiva, en la que se seleccionan los fenotipos extremos a expensas de formas intermedias; y la selección direccional, en la que uno de los extremos es favorecido, empujando a la población a lo largo de una vía evolutiva particular.

Otro tipo de selección es la selección dependiente de la frecuencia, en la cual la aptitud de un fenotipo disminuye a medida que se hace más común en la población y se incrementa a medida que se hace menos frecuente. Una quinta categoría, la selección sexual, es el resultado de la competencia en la búsqueda de pareja; puede aumentar en gran medida la reproducción diferencial, sin mejorar la adaptación a otros factores ambientales.

El resultado de la selección natural: la adaptación

La selección natural da como resultado la adaptación, con sus varios significados y manifestaciones múltiples. Implica interacciones entre organismos individuales, su ambiente físico y su ambiente biológico -es decir, con otros organismos-. En muchos casos, las adaptaciones que resultan de la selección natural pueden correlacionarse claramente con factores ambientales o con las presiones selectivas ejercidas por otros organismos.

Algunas variaciones fenotípicas intraespecíficas siguen una distribución geográfica y pueden ser correlacionadas con cambios graduales de temperatura, humedad o alguna otra condición ambiental. Esta variación gradual de una característica o de un complejo de características en correlación con un gradiente ambiental es conocida como clina.

Por otra parte, una especie que ocupa muchos hábitats diferentes puede presentar características ligeramente diferentes en cada uno de ellos. Cada uno de estos grupos que presenta fenotipos diferentes es conocido como un eco tipo. Estas diferencias entre los eco tipos ¿están determinadas completamente por el ambiente?, ¿o representan adaptaciones resultantes de la acción de la selección natural sobre la variación genética?

Experimentos realizados en la planta P. glandulosa demostraron que muchas de las diferencias fenotípicas halladas entre los eco tipos de P. glandulosa se debían a diferencias genéticas. No resulta sorprendente que en ambientes muy diferentes se hayan seleccionado distintas características.

A lo largo del tiempo, las diferencias genéticas entre las plantas individuales han terminado por expresarse como diferencias genéticas entre los subgrupos de la población de P. glandulosa, que constituyen los actuales eco tipos. Este proceso puede ser el primer paso en la formación de nuevas especies.

Cuando las poblaciones de dos o más especies establecen interacciones tan estrechas que cada una ejerce una notable fuerza selectiva sobre la otra, ocurren ajustes simultáneos que dan como resultado un proceso de coevolución. Uno de los más importantes, en términos del número de especies e individuos que intervienen, es la coevolución de las flores y sus polinizadores o el de las a plantas e insectos, aquellos dos aliados y enemigos ancestrales.

La postura clásica que considera a la evolución como un proceso de creciente adaptación a partir de la acción de la selección natural ha recibido numerosas críticas. Darwin expresó su cautela acerca del alcance explicativo de la selección natural, cuando en el prólogo de El origen de las especies afirmaba: "...estoy convencido de que la selección natural ha sido el medio más importante, si bien no el único, de modificación". Sin embargo, a partir de 1940, los genetistas que se adherían a la Teoría Sintética endurecieron su postura alrededor de este argumento.

En el marco de la síntesis evolutiva, toda característica de un organismo era interpretada como una adaptación y, por lo tanto, como el resultado del proceso de selección natural. Dos décadas más tarde, se comenzó a abandonar esta ortodoxia.

Por una parte, la teoría neutralista plantea que la mayoría de las posibles variantes genéticas a nivel molecular no confieren ventaja ni desventaja al portador, por lo que se fijan o se pierden por deriva genética. Por otra parte, se ha cuestionado la idea de que la selección natural es capaz de producir adaptaciones óptimas, ya que las posibilidades de cambio están drásticamente limitadas tanto por factores intrínsecos como:

- El programa genético, los patrones de desarrollo y la estructura del organismo
- Los factores extrínsecos
- Como la constante modificación del nicho que hace que la especie siempre esté un paso atrás de los requerimientos del ambiente.

Otra de las críticas planteadas apunta a cuestionar la omnipotencia de la selección natural, es decir, ¿puede la selección natural, actuando en forma constante, para poder perfeccionar crecientemente las características de las especies hasta llegar a producir adaptaciones óptimas?

La respuesta de los críticos es un no rotundo, ya que la selección natural no hace "lo que quiere" sino "lo que puede". Si la selección natural, operando a través del cambio en las frecuencias génicas, fuera el único proceso capaz de explicar la diversidad de la vida, las posibilidades serían ilimitadas.

Si bien toda adaptación es una característica organísmica que se establece gradualmente, mediante un proceso de selección natural que permite acumular las pequeñas variaciones favorables, es necesario comprender que no toda característica de un organismo representa una adaptación. Los biólogos evolutivos que cuestionan esta postura la denominan panseleccionista.

El diseño en forma de bóveda en abanico de este techo implica que necesariamente debe existir una estructura central formada por dos triángulos enfrentados. Parecen importantes, pero ¿tiene acaso una finalidad?

Estos biólogos no niegan la existencia de la adaptación, pero desplazan el interés a una mirada más plural, que permite considerar al organismo globalmente y recurrir a explicaciones alternativas a la selección natural para interpretar el origen de sus características. Conforme a los diferentes procesos que operan en las poblaciones, es posible comprender que algunos caracteres se fijan por deriva genética, es decir que su presencia se debe simplemente al azar. También es necesario considerar que una parte de la variación representa un ajuste al medio sin base genética, de modo que no se ha establecido mediante selección natural.

Se ha propuesto que en muchos casos las nuevas características pueden surgir mediante mecanismos alternativos a la selección natural tales como la fijación azarosa de rasgos neutrales, los procesos de alometría y heterocronía, el efecto de la pleiotropía y el ligamiento genético, los emergentes arquitectónicos y las variaciones ambientales sin base genética.

Una simple transformación, dada por el crecimiento diferencial de distintas partes de un mismo plan estructural (alometrías), podría explicar diferencias complejas entre especies.

Los cambios de los tiempos de desarrollo (heterocronías) pueden producir novedades evolutivas.

Las salamandras adultas de los géneros Proteus, Necturus y Siren, tienen las branquias toda su vida. Esta es una característica neoténica si se las compara con las etapas correspondientes a larva y adulto de algunas de las especies de salamandras del género Ambystoma.

Por otra parte, se ha discutido que no siempre la función que desempeña una estructura en un tiempo dado revela el proceso que explica su establecimiento. En muchos casos, estructuras que se han establecido por procesos alternativos a la selección natural pasan a cumplir una función adaptativa y son modeladas por la selección natural.

En otros casos, estructuras que se establecieron gradualmente por selección natural desarrollando cierta función, pasan a desempeñar una función diferente en otra etapa de la evolución. En estos casos se introdujo el concepto de exaptación para denominar las características que son incorporadas selectivamente a partir de otra previamente existente, el concepto de no aptación para denominar a las características neutrales y el de aptación para denominar conjuntamente a las exaptaciones y las adaptaciones. Esta terminología permite distinguir la función actual de una estructura del proceso que explica su origen.

NUESTRA EVOLUCION, ES TEALMENTE POSITIVA O ES UNA DEVOLUCION

Suponiendo que venimos de los primates, tenemos lo siguiente:

1. Nuestros huesos son más ligeros y débiles que los de ellos

2. Nuestra piel es menos adaptada que la de ellos

3. Músculos más débiles que los de ellos

4. Muy poco pelo, el cual no cumple realmente ninguna función

5. El crecimiento de nuestro pelo y de nuestras uñas no tiene ningún objetivo

6. La fecundidad de nuestras hembras no está controlada por la naturaleza. Es durante todo el año

7. Nuestras cuerdas vocales

8. Cicatrización de las heridas en inferior

9. Mucha grasa en el cuerpo

Muchas historias y cambios culturales.

El médico holandés Eugène Dubois leyó con avidez todas estas obras y, en particular, quedó prendado de las conclusiones de Haeckel. En la mente de Dubois nació entonces la idea de la existencia de un ser de aspecto intermedio entre los humanos actuales y los grandes simios antropoideos. En aquellos años apenas se conocía un puñado de fósiles de la población neandertal, que todavía no podían interpretarse en el marco de la teoría de la evolución. Aún no existía un registro fósil como el actual ni métodos para medir el tiempo geológico con cierta precisión, que permitiera establecer la conexión entre los simios antropoideos y la humanidad actual a través de los seis o siete millones de años de la genealogía humana. Habría que buscar ese eslabón de la cadena evolutiva, que tal vez tendría un aspecto intermedio entre los grandes simios y los seres humanos. Por razones que solo el propio Dubois podría explicarnos, los gibones (familia de los hilobátidos) fueron los primates elegidos por este investigador para el origen de su filogenia particular de la humanidad. Estos primates viven en las islas de Indonesia, en un clima tropical que, según Dubois, tuvo que ser perfecto para el salto evolutivo hacia el ser humano. Dubois no se equivocaba en esta premisa. Nuestro ancestro común con los chimpancés vivió en un ambiente tropical. Sin embargo, Dubois prefirió pensar en Asia antes que en África.

Dubois se trasladó como médico militar a la isla de Sumatra acompañado de su familia. Su objetivo estaba claro. Podría alternar las obligaciones militares con la búsqueda de su eslabón perdido. Esta historia nos recuerda la arqueología aventurera de Indiana Jones, llevada al cine por Steven Spielberg y protagonizada por Harrison Ford. Una herida terminó con la carrera militar de Dubois, pero no con su enorme vocación y continuó su trabajo en la isla de Java. Hoy en día se conocen numerosos yacimientos de fósiles de homínidos en esta isla, pero el precursor de todos los hallazgos realizados durante el siglo XX fue Dubois.

En 1891, nuestro personaje encontró la parte superior de un cráneo fósil y un fémur de aspecto muy similar al de un humano actual, que demostraba una postura bípeda como la nuestra. Aunque faltaba el resto del cráneo, no había duda de que se trataba de los restos de un "ser primitivo", que Dubois bautizó en 1894 como la nueva especie Pitecanthropus erectus (mono-hombre erguido). Dubois había encontrado por fin su eslabón perdido.

Los científicos de aquellos años reconocieron la autenticidad de aquellos fósiles, pero no confiaron demasiado en la teoría de Dubois. El tiempo les dio la razón. La evolución humana ha tenido un número increíble de linajes diferentes, que se han ido quedando por el camino. Nuestra evolución no ha sido lineal, sino muy compleja y ramificada. Sin embargo, Eugène Dubois ha pasado a la historia como el creador de un mito, que 150 años más tarde sigue formando parte de nuestra cultura popular y es fuente de inspiración de infinidad de anuncios publicitarios.

EL GENESIS

REVISADO

ZECHARIASITCHIN EL GÉNESIS REVISADO Por el autor de las Crónicas de la Tierra EDICIONES OBELISCO ZECHARIA SITCHIN ¿Estará la ciencia moderna alcanzando los conocimientos de la antigüedad? 1 EDICIONES OBELISCO Si este libro le ha interesado y desea que le mantengamos informado de nuestras publicaciones, escríbanos indicándonos qué temas son de su interés (Astrología, Autoayuda, Ciencias Ocultas, Artes Marciales, Naturismo, Espiritualidad, Tradición...) y gustosamente le complaceremos. Puede consultar nuestro catálogo de libros en Internet: http//www.ediciones obelisco.com Colección

Crónicas de la Tierra EL GÉNESIS REVISADO Zecharia Sitchin Título original: Génesis Revisited I a edición: septiembre de 2005 Traducción: Antonio Cutanda Maquetación: Olga Llop Diseño de cubierta: Marta Rovira Sobre una ilustración de: Rodrigo Lazcano (Reservados todos los derechos) © 1990 by Zecharia Sitchin (Reservados todos los derechos) © 2005 by Ediciones Obelisco, S.L. (Reservados todos los derechos para la presente edición) Edita: Ediciones Obelisco S.L. Pere IV, 78 (Edif. Pedro IV) 3.a planta 5.a puerta 08005 Barcelona - España Tel. (93) 309 85 25 - Fax (93) 309 85 23 Castillo, 540, Tel. y Fax. 541-14-771 43 82 1414 Buenos Aires (Argentina) E-mail: obelisco@edicionesobelisco.com Depósito Legal: B-17.351-2005 ISBN: 84-9777-225-3 Printed in Spain Impreso en España en los talleres gráficos de Romanyá/Valls S.A. de Capellades (Barcelona) Ninguna parte de esta publicación, incluso el diseño de la cubierta, puede ser reproducida, almacenada, transmitida o utilizada en manera alguna ni por ningún medio, ya sea electrónico, químico, mecánico, óptico, de grabación o electrográfico, sin el previo consentimiento por escrito del editor. La ciencia y el mito, ¿pueden ser una y la misma cosa? • ¿Fue Adán el primer bebé probeta? ¿Y fue Eva la primera beneficiada de una operación de trasplante de órganos? • Sodoma y Gomorra, ¿fueron destruidas por la fisión nuclear? • ¿Existían impresoras de ordenador hace ya 5.000 años? • ¿Cómo pudieron las gentes de la antigüedad describir con tanta precisión detalles de nuestro Sistema Solar que sólo ahora están siendo revelados por las sondas espaciales? Las increíbles respuestas a estas preguntas se encuentran aquí, plenamente documentadas con los últimos hallazgos científicos, en una importante y fascinante obra del autor de las CRÓNICAS DE LA TIERRA PRÓLOGO En las últimas décadas del siglo XX, la humanidad ha presenciado un aumento considerable, casi abrumador, de sus conocimientos. Los avances en todos los campos de la ciencia y de la tecnología ya no se miden en siglos, ni siquiera en décadas, sino en años e, incluso, en meses; y tenemos la sensación de haber sobrepasado en conocimientos y posibilidades todo lo que el hombre había conseguido en el pasado. Pero ¿es posible que la humanidad haya salido de las Épocas Oscuras y de la Edad Media, que haya llegado a la Era de la Ilustración y haya pasado por la Revolución Industrial, que haya entrado en la era de la alta tecnología, de la ingeniería genética y de los vuelos espaciales, simplemente para ponerse a la altura, en cuanto a conocimientos, del hombre de la antigüedad? A lo largo de generaciones y generaciones, la Biblia y sus enseñanzas han servido de anclaje para una humanidad que buscaba, pero apareció la ciencia moderna y lo echó todo a rodar, especialmente en la confrontación entre Evolución y Creacionismo. En este volumen demostraremos que aquel conflicto no tenía ningún fundamento, y que en el Libro del Génesis y en sus fuentes se reflejan conocimientos científicos del más alto nivel. Así pues, ¿es posible que lo que nuestra civilización está descubriendo hoy en día acerca del planeta Tierra y acerca de nuestro rincón del universo, de los cielos, no sea más que un drama que podría tener por título «El Génesis revisado», simplemente, ¿el redescubrimiento de algo que ya conocía una civilización mucho más antigua, en la Tierra y en otro planeta? No se trata de una cuestión de mera curiosidad científica, pues apunta al núcleo de la existencia de la humanidad, a sus orígenes • 11 y a su destino. Involucra al futuro de la Tierra como planeta viable, y esto porque tiene que ver con acontecimientos del pasado de la Tierra; se introduce en el adónde vamos, porque revela de dónde venimos. Y, como veremos, las respuestas llevan a conclusiones inevitables, que unos consideran increíbles de aceptar, mientras otros se aterran ante la idea de tener que afrontarlas. 1 LAS HUESTES DEL CIELO En el principio Dios creó el Cielo y la Tierra. El concepto de un principio de todas las cosas es básico en la astronomía y en la astrofísica modernas. La idea de que había un vacío y un caos antes de que hubiera orden da forma a las últimas teorías que sostienen que el caos, y no la estabilidad permanente, rige el universo. Y, por otra parte, también está la idea del rayo de luz que dio comienzo al proceso de creación. ¿No sería ésta una referencia al Big Bang, la teoría según la cual el universo se creó a partir de una explosión primordial, un estallido de energía en forma de luz, que lanzó en todas direcciones la materia de la cual están formadas las estrellas, los planetas, las rocas y los seres humanos, creando las maravillas que vemos en los cielos y en la Tierra? Algunos científicos, inspirados por los atisbos de nuestra más inspirada fuente, así lo creen. Pero, entonces, ¿cómo pudo conocer el hombre de la antigüedad la teoría del Big Bang? ¿O trataría el relato bíblico de materias más cercanas a nosotros, de cómo se formó nuestro pequeño planeta, y de cómo se creó la zona celeste llamada el firmamento, o «brazalete repujado»? Es más, ¿cómo pudo forjar cosmogonía alguna el hombre de la antigüedad? ¿Qué sabía en realidad, y cómo lo había aprendido? Lo más adecuado será que comencemos la búsqueda de respuestas allá donde los acontecimientos comenzaron a desplegarse: en los cielos; allá donde, también desde tiempos inmemoriales, el hombre ha sentido que podría encontrar sus orígenes y sus valores más altos (Dios, si lo prefiere usted así). Por estremecedores que resulten los descubrimientos que hemos llegado a hacer con el microscopio, lo que el telescopio nos ha permitido ver nos ha hecho percatarnos plenamente de la grandeza de la naturaleza y del universo. De todos los avances de los últimos tiempos, los más impresionantes han sido, sin ninguna duda, los descubrimientos hechos en los cielos que rodean • 13 Figura 1 nuestro planeta. ¡Unos descubrimientos ciertamente asombrosos! En unas pocas décadas, nosotros, los terrestres, nos hemos remontado sobre la faz de nuestro planeta, hemos recorrido los cielos de la Tierra a centenares de kilómetros por encima de su superficie, hemos aterrizado en su solitario satélite, la Luna, y hemos enviado todo un ejército de naves espaciales no tripuladas para sondear a nuestros vecinos celestes, descubriendo mundos vibrantes y activos, deslumbrantes en colores, características, composición, satélites, anillos... Quizás por vez primera, podemos entender plenamente y sentir el alcance de las palabras del salmista: Los cielos hablan de la gloria del Señor y la bóveda del cielo revela Su obra. Toda una era de exploraciones planetarias llegó a su clímax cuando, en agosto de 1989, una nave no tripulada, la Voyager 2, al pasar junto al lejano Neptuno, envió a la Tierra imágenes y datos. Con un peso de alrededor de una tonelada, pero ingeniosamente atestada de cámaras de televisión, equipos sensores y de medida, una fuente de energía nuclear, antenas de transmisión y diminutos ordenadores (Fig. 1), fue capaz de enviar a la Tierra sus débiles pulsaciones que, incluso a la velocidad de la luz, tardaron más de cuatro horas en llegar. En la Tierra, esas pulsaciones fueron capturadas por un ejército de radiotelescopios, los que conforman la Deep Space Network de la U. S. National Aeronautics and Space Administration (NASA);1 más tarde, 1. (N. del T.): Red del Espacio Profundo de la Administración Nacional Aeronáutica y Espacial de los Estados Unidos. 14 • mediante ingenios electrónicos, aquellas débiles señales se tradujeron en fotografías, mapas y otros tipos de datos en las sofisticadas instalaciones del Jet Propulsión Laboratory (JPL)2 de Pasadena, California, que gestionaba el proyecto para la NASA. Lanzado en agosto de 1977, doce años antes de que llevara a cabo su última misión, la visita a Neptuno, el Voyager 2 y su compañero, el Voyager 1, habían sido pensados en un principio para llegar y explorar Júpiter y Saturno nada más, con el fin de acrecentar los datos de aquellos dos gigantes gaseosos obtenidos previamente con las naves no tripuladas Pioneer 10 y Pioneer 11. Pero con un ingenio y unas habilidades fuera de lo común, los científicos y los técnicos del JPL se aprovecharon de un raro alineamiento de los planetas exteriores y, utilizando las fuerzas gravitacionales de estos planetas como «lanzadoras», se las ingeniaron para propulsar al Voyager 2 primero desde Saturno a Urano y, luego, desde Urano a Neptuno (Fig. 2). Fuente: Jet Propulsión Laboratory Figura 2 Y así fue como, durante varios días de finales de agosto de 1989, los titulares de las noticias relacionadas con otro mundo dejaron a un lado a los de los conflictos armados, las agitaciones políticas, los 2. (N. del T.): Laboratorio de Propulsión a Chorro. • 15 resultados deportivos y los informes del mercado que constituyen la relación cotidiana de la humanidad. Durante unos pocos días, el mundo al que llamamos Tierra se tomó un respiro para observar a otro mundo; nosotros, los terrestres, nos pegamos a nuestros televisores, estremeciéndonos ante las imágenes cercanas de otro planeta, aquel al que llamamos Neptuno. Mientras en las pantallas de nuestros televisores aparecían las fascinantes imágenes de un globo de color aguamarina, los locutores insistían repetidamente en que ésta era la primera vez que el hombre en la Tierra había podido ver este planeta; un planeta que, incluso con el mejor de los telescopios situados en la Tierra, sólo es visible como un punto de luz mortecino en medio de la oscuridad del espacio, a más de 4.500 millones de kilómetros de nosotros. Los locutores recordaban a los telespectadores que Neptuno fue descubierto ya en 1846, después de que las perturbaciones en la órbita del cercano Urano indicaran la existencia de otro cuerpo celeste más allá de él. Y nos recordaron que nadie antes de entonces, ni Isaac Newton, ni Johannes Kepler, que entre uno y otro descubrieron y establecieron las leyes de los movimientos celestes en los siglos XVII y XXIII; ni Copérnico, que en el siglo XVI determinó que el Sol, y no la Tierra, estaba en el centro de nuestro sistema planetario; ni Galileo, que un siglo después utilizó un telescopio para anunciar que Júpiter tenía cuatro lunas; ni ningún gran astrónomo hasta mediados del siglo XIX, y sin duda nadie antes de esos tiempos, había sabido de la existencia de Neptuno. Y así, no sólo el telespectador medio, sino también los astrónomos mismos, estaban a punto de ver lo que no se había visto nunca; sería la primera vez que veríamos los colores y la textura de Neptuno. Pero dos meses antes del encuentro de agosto, yo había escrito un artículo para diversas revistas mensuales de Estados Unidos, Europa y América del Sur, contradiciendo estas ideas largo tiempo sostenidas, diciendo que Neptuno ya era conocido en la antigüedad, y que los descubrimientos que estaban a punto de realizarse no harían más que confirmar los conocimientos de la antigüedad. ¡Predije que Neptuno sería de un color azul verdoso, que sería acuoso, y que tendría manchas de color de «vegetación cenagosa»! Las señales eléctricas del Voyager 2 confirmaron todo eso y más. Mostraron un hermoso planeta azul verdoso, aguamarina, envuelto en una atmósfera de gases de helio, hidrógeno y metano, barrido por arremolinados vientos de alta velocidad que hacían que los huracanes 16 • de la Tierra pareciesen tímidos. Por debajo de su atmósfera, se veían unos gigantescos y misteriosos «borrones» de coloración a veces de un azul más oscuro, a veces de un amarillo verdoso, dependiendo quizás del ángulo de incidencia de la luz del Sol. Tal como se esperaba, las temperaturas de la atmósfera y de la superficie se hallaban por debajo del nivel de congelación, pero, insospechadamente, resultó que Neptuno emitía calor desde su interior. En contra de lo que se había pensado previamente, de que Neptuno sería un planeta «gaseoso», el Voyager 2 determinó que tenía un núcleo de roca sobre el cual flotaba, según las palabras de los científicos del JPL, «una mezcla pastosa de hielo acuoso». Esta capa acuosa, que circunda el núcleo rocoso a medida que el planeta gira en su día de dieciséis horas, actúa como una dinamo que genera un campo magnético notable. Este hermoso planeta (véase Neptuno, página siguiente) resultó estar circundado por varios anillos compuestos de peñascos, rocas y polvo, y estar orbitado por al menos ocho satélites o lunas. De éstos, el mayor, Tritón, resultó ser no menos espectacular que su señor planetario. El Voyager 2 confirmó el movimiento retrógrado de este pequeño cuerpo celeste (casi del tamaño de la Luna de la Tierra), que órbita a Neptuno en dirección opuesta a la de Neptuno y a la de todos los demás planetas conocidos de nuestro Sistema Solar: no en dirección contraria a las agujas del reloj, como lo hacen todos, sino en la dirección de las agujas del reloj. Además de su mera existencia, de su tamaño aproximado y de su movimiento retrógrado, los astrónomos no sabían nada más de Tritón. El Voyager 2 reveló que se trataba de una «luna azul», apariencia resultante del metano de su atmósfera. La superficie de Tritón vista a través de su fina atmósfera mostraba una superficie gris rosada con rasgos accidentados y montañosos en un lado, y rasgos lisos, casi sin cráteres, por el otro. Los primeros planos sugerían una actividad volcánica reciente, pero de un tipo ciertamente extraño: lo que el calor interno activo de este cuerpo celeste arrojaba al exterior no era lava fundida, sino chorros de hielo medio derretido. Las evaluaciones preliminares indicaban que Tritón había tenido agua corriente en el pasado, incluso era bastante posible que hubiese tenido lagos hasta épocas relativamente recientes, en términos geológicos. Los astrónomos no disponían de una explicación inmediata para las «líneas rugosas dobles» que discurren en línea recta a lo largo de centenares de kilómetros y que, en uno o dos puntos, interseccionan en lo que parecen ser ángulos rectos, sugiriendo áreas rectangulares.

Así, estos descubrimientos confirmaron plenamente mis predicciones: que Neptuno es azul verdoso; que está compuesto en gran parte de agua; y que tiene manchas cuya coloración parece «vegetación cenagosa». Pero este inquietante aspecto puede estar habiéndonos de algo más que de una cuestión de color si se toman en consideración todas las implicaciones de los descubrimientos de Tritón: que «las manchas oscuras con halos brillantes» les sugieren a los científicos de la NASA la existencia de «profundas lagunas de lodo orgánico». Bob Davis informó desde Pasadena a The Wall Street Journal que Tritón, cuya atmósfera contiene tanto nitrógeno como la de la Tierra, quizás lanzara al exterior a través de sus volcanes activos no sólo gases y hielo acuoso, sino también «material orgánico, compuestos basados en el carbono que, al parecer, cubren parte de Tritón». Esta gratificante y sobrecogedora corroboración de mis predicciones no fue el resultado de una simple adivinanza afortunada. Se 18 • remonta a 1976, cuando se publicó El 12º

Planeta, mi primer libro de la serie de las «Crónicas de la Tierra».3 Basándome en las conclusiones a las que había llegado a través de los milenarios textos sumerios, yo me había hecho una pregunta retórica: «Si algún día exploramos Neptuno, ¿descubriremos que su insistente asociación con las aguas se debe a las ciénagas» que una vez se vieron allí? Esto se publicó, y obviamente se escribió, un año antes de que el Voyager 2 fuera lanzado, y lo reafirmé en un artículo dos meses antes de su encuentro con Neptuno. ¿Cómo podía estar tan seguro, en vísperas del encuentro del Voyager con Neptuno, de que mis predicciones de 1976 iban a ser corroboradas? ¿Cómo tuve la osadía de exponerme al descrédito que hubiera supuesto que mis predicciones hubieran sido desmentidas a las pocas semanas de publicarse el artículo? Mi certeza se basaba en lo sucedido en enero de 1986, cuando el Voyager 2 pasó junto al planeta Urano. Urano, aunque algo más cerca de nosotros (se encuentra a «sólo» tres mil millones de kilómetros), está lo suficientemente lejos de Saturno como para que no podamos verlo desde la Tierra a simple vista. Lo descubrió en 1781 Frederick Wilhelm Herschel, un músico aficionado a la astronomía aficionada, después de que el telescopio fuera perfeccionado. En la época de su descubrimiento, al igual que en nuestros días, se ha catalogado a Urano como el primer planeta desconocido en la antigüedad que se ha descubierto en tiempos modernos; pues, tal como se ha venido insistiendo, los pueblos de la antigüedad conocían y veneraban al Sol, la Luna y sólo cinco planetas (Mercurio, Venus, Marte, Júpiter y Saturno), que creían que se movían alrededor de la Tierra en la «bóveda celeste», y que nada podía ser visto ni conocido más allá de Saturno. Pero las evidencias reunidas por el Voyager 2 en Urano demostraron lo contrario: ¡que hubo un tiempo en que determinado pueblo de la antigüedad sabía de Urano, y de Neptuno, e incluso del aún más lejano Plutón! Los científicos están analizando todavía las fotografías y los datos de Urano y de sus asombrosas lunas, buscando respuesta a sus interminables enigmas. ¿Por qué descansa Urano sobre un costado, como si hubiera sido golpeado por otro gran objeto celeste en una colisión? ¿Por qué sus vientos soplan en dirección retrógrada, al revés de lo 3? (N. del T) Publicado en castellano por Ediciones Obelisco, Barcelona, ¿2002 • 19 Lámina A qué es lo normal en el Sistema Solar? ¿Por qué tiene la misma temperatura en el lado oculto al Sol que en el lado que da al Sol? ¿Y qué pudo conformar las inusuales formaciones y accidentes de la superficie de alguna de las lunas de Urano? Especialmente intrigante es una de sus lunas llamada Miranda, «uno de los objetos más enigmáticos del Sistema Solar», en palabras de los astrónomos de la NASA; allí, hay una meseta elevada y llana que viene delineada por unas escarpas de más de 150 kilómetros de largo que forman un ángulo recto (una formación que los astrónomos han apodado «el Galón»), y donde, a ambos lados de esta meseta, se observan formaciones elípticas que parecen pistas de carreras aradas en surcos. Sin embargo, hay dos fenómenos que destacan como los descubrimientos más importantes relativos a Urano, fenómenos que lo distinguen de los demás planetas. Uno de ellos es su color. Con la ayuda de los telescopios basados en la Tierra y de las naves no tripuladas, nos habíamos familiarizado con el marrón grisáceo de Mercurio, con la neblina de colores sulfurosos que envuelve a Venus, con el rojizo Marte, o con los múltiples tonos de rojo, marrón y amarillo de Júpiter y Saturno. Pero cuando, en 1986, comenzaron a aparecer en las pantallas de los televisores las impresionantes imágenes de Urano, su rasgo más impactante fue su color verdoso azulado, un color totalmente diferente del de los demás planetas vistos anteriormente (véase Urano, página 18). El otro hallazgo inesperado que hacía diferente a Urano era el de su composición. Desafiando las suposiciones previas de los astrónomos, que sostenían que Urano era un planeta totalmente «gaseoso», al igual que los gigantes Júpiter y Saturno, el Voyager 2 descubrió que 21 no estaba cubierto de gases, sino de agua, y no se trataba de una simple lámina de hielo congelado en su superficie, sino de un auténtico océano de agua. Se encontró una atmósfera gaseosa que envuelve al planeta, es cierto; pero bajo ella se agita una inmensa capa (¡de casi 10.000 kilómetros de grosor!) «de agua supercaliente, a una temperatura de 4.400 grados», según los analistas del JPL. Esta capa de agua caliente, líquida, envuelve a un núcleo de roca fundida en el cual los elementos radiactivos (u otros procesos desconocidos) generan el inmenso calor interno. Cuando las imágenes de Urano se agrandaron en las pantallas de los televisores, gracias a la aproximación del Voyager 2 al planeta, el moderador del Laboratorio de Propulsión a Chorro llamó la atención sobre su extraño color verde azulado. No pude evitar decir a voz en grito: «¡Oh, Dios mío, ¡es exactamente como lo describieron los sumerios!». Me precipité hacia mi despacho, agarré un ejemplar de El 12º Planeta y, con manos temblorosas, busqué la página 271 [en la edición española de Ediciones Obelisco]. Leí una y otra vez las líneas que citaban los textos antiguos. Sí, no había duda: aunque no tenían telescopios, los sumerios habían descrito a Urano como MASH.SIG, un término que yo había traducido como «verdoso brillante». Pocos días después, llegaron los resultados de los análisis de los datos del Voyager 2, y las referencias sumerias al agua en Urano también se vieron corroboradas. De hecho, parecía haber agua por todas partes. Tal como se informó en un apasionante programa de la serie de televisión NOVA («El planeta que se volcó sobre su costado»), «el Voyager 2 descubrió que todas las lunas de Urano están compuestas de roca y de hielo de agua ordinaria». Tal abundancia, o incluso la mera presencia, de agua en los supuestos planetas «gaseosos» y sus satélites en las fronteras del Sistema Solar era algo totalmente inesperado. Pero ahí estaban las evidencias, presentadas en El 12° Planeta, de que los antiguos sumerios, en sus textos milenarios, no sólo tenían conocimiento de la existencia de Urano, ¡sino que lo habían descrito con total precisión, como un planeta acuoso y verde azulado! ¿Qué podía significar todo esto? Significaba que en 1986 la ciencia moderna no había descubierto algo que era desconocido; más bien, había redescubierto antiguos conocimientos y se había puesto al día respecto a ellos. Y, por tanto, fue debido a la corroboración en 1986 de lo que yo había escrito en 1976, es decir, fue debido a la veracidad de los textos sumerios, que yo encontrara la confianza suficiente 22 • para predecir, en vísperas del encuentro del Voyager 2 con Neptuno, lo que se iba a descubrir allí. El paso del Voyager 2 por Urano y Neptuno había confirmado, así pues, no sólo los conocimientos de la antigüedad referentes a estos dos planetas exteriores, sino también detalles cruciales relativos a ellos. El paso de 1989 por Neptuno proporcionó aún más corroboraciones de los textos antiguos. En ellos, se relacionaba a Neptuno antes de Urano, como sería de esperar de alguien que estuviera entrando en el Sistema Solar y viera, en primer lugar, a Plutón, luego a Neptuno y, después, a Urano. En estos textos o listas planetarias, a Urano se le llamaba Kakkab shanamma, «Planeta Que Es el Doble» de Neptuno. Y los datos del Voyager 2 vienen a dar apoyo a esta antigua idea. Urano es, ciertamente, parecido a

Neptuno en tamaño, color y contenido de agua; ambos planetas están circundados por anillos y están orbitados por una multitud de satélites o lunas. Pero también se ha encontrado una similitud en lo referente a los campos magnéticos de los dos planetas: ambos tienen una inclinación inusualmente extrema en relación con los ejes de rotación de los demás planetas (58° en Urano, 50° en Neptuno). «Neptuno parece ser casi un gemelo magnético de Urano», dijo John Noble Wilford en The New York Times. Los dos planetas son también similares en la longitud de sus días: ambos de dieciséis o diecisiete horas de duración. Los feroces vientos de Neptuno y la capa de agua helada pastosa de su superficie atestiguan el gran calor interno que genera el planeta, al igual que Urano. De hecho, los informes del JPL dicen que las lecturas iniciales de temperatura indicaban que «las temperaturas de Neptuno son similares a las de Urano, que está más de 1.500 millones de kilómetros más cerca del Sol». De ahí que los científicos supusieran que Neptuno genera más calor interno del que genera Urano», compensando así su mayor distancia al Sol para conseguir las mismas temperaturas que genera Urano, y añadiendo así un detalle más «al tamaño y a otras características que hacen de Urano un gemelo cercano de Neptuno». «Planeta que es el doble», decían los sumerios de Urano al compararlo con Neptuno. El «tamaño y otras características hacen de Urano un gemelo cercano de Neptuno», dijeron los científicos de la NASA. No sólo son similares las características descritas, sino también la terminología: «planeta que es el doble»-«un gemelo cercano de Neptuno». Pero una de estas declaraciones, la sumeria, se hizo hacia el 4000 .A.C, y la otra, la de la NASA, en 1989 D.C, casi 6.000 años después... . 23 En el caso de estos dos lejanos planetas, parece que la ciencia moderna no ha hecho más que ponerse al día con respecto a los conocimientos de la antigüedad. Parece increíble, pero los hechos hablan por sí mismos. Además, éste es sólo el primero de una serie de descubrimientos científicos que se han realizado en los últimos años, desde la publicación de El 12°Planeta, que vienen a corroborar de un modo u otro los hallazgos propuestos en esa obra. Aquellos que han leído mis libros {La Escalera al Cielo, Las Guerras de los Dioses y los Hombres y Los Reinos Perdidos, que siguieron a El 12º Planeta)6, saben que se basan, en primer lugar y principalmente, en los conocimientos que nos dejaron los sumerios. Suya fue la primera civilización conocida. Apareció de repente, aparentemente de la nada, hace 6.000 años, y se le atribuyen la práctica totalidad de «primeros» descubrimientos de una alta civilización: invenciones e innovaciones, conceptos y creencias que conforman los fundamentos de nuestra propia cultura occidental y de todas las civilizaciones y culturas de la Tierra. La rueda y los vehículos de tracción animal; embarcaciones fluviales y barcos marinos; el horno, el ladrillo y elevados edificios; la escritura, las escuelas y los escribas; leyes, jueces y jurados; la realeza y los consejos ciudadanos; la música, la danza y el arte; la medicina y la química; el tejido y las telas; la religión, los sacerdocios y los templos; todo eso comenzó allí, en Sumer, . {N. del T) Todos ellos publicados por Ediciones Obelisco. 24 • Lámina B, una nación que se extendió por el sur de lo que hoy día conocemos como Iraq, en la antigua Mesopotamia. Pero, por encima de todo, también tuvo su inicio allí el conocimiento de las matemáticas y la astronomía. De hecho, todos los elementos básicos de las astronomía moderna tienen un origen sumerio: el concepto de una esfera celestial, de un horizonte y un cénit, de la división del círculo en 360 grados, de la banda celeste en la cual los planetas orbitan al Sol, de la agrupación de estrellas en constelaciones y el dar nombres e imágenes a lo que llamamos el zodiaco, de la aplicación del número 12 a este zodiaco y de las divisiones del tiempo, y del diseño de un calendario que constituye la base de los calendarios hasta nuestros días. Todo eso y mucho, mucho más se originó en Sumer. Los súmenos llevaban registros de sus transacciones comerciales y legales, y plasmaron por escrito sus relatos y sus historias sobre tablillas de arcilla; hacían ilustraciones sobre sellos cilíndricos, en los cuales la imagen se tallaba invertida, como un negativo fotográfico, para que apareciera en positivo cuando se hiciera rodar el sello sobre la arcilla húmeda En las ruinas de las ciudades sumerias excavadas por los arqueólogos del último siglo y medio, centenares, si no miles, de los textos e ilustraciones encontrados tenían que ver con la astronomía. Entre ellos, hay listas de estrellas y constelaciones en sus ubicaciones celestes correctas, y manuales para observar la salida y el ocaso de estrellas y planetas. Hay textos que tratan concretamente del Sistema Solar. Hay textos entre las tabulas desenterradas que hacen una relación de los planetas que orbitan al Sol en su orden correcto; e incluso uno de estos textos da las distancias entre los planetas. Y hay ilustraciones sobre sellos cilíndricos que representan el Sistema Solar, como el que aparece en la Lámina B, que tiene al menos 4.500 años de antigüedad y que se conserva en la Sección de Oriente Próximo del Museo Estatal de Berlín Oriental, catalogado con el número VA/243. Si hacemos un dibujo de la ilustración que aparece en la esquina superior izquierda de la representación sumeria, veremos un Sistema Solar completo en cuyo centro se halla el Sol (¡no la Tierra!), orbitado por todos los planetas que conocemos en la actualidad. Pero 26 • esto aún queda más claro cuando dibujamos los planetas conocidos alrededor del Sol en sus tamaños relativos y en su orden correcto. La similitud entre esta representación de la antigüedad y la actual es sorprendente; y no ofrece dudas acerca de los gemelos Urano Neptuno en la antigüedad. Sin embargo, esta representación sumeria también muestra algunas diferencias. Y no es que el artista se equivocara o estuviera mal informado; al contrario, las diferencias (dos de ellas) son muy significativas. La primera diferencia tiene que ver con Plutón. Plutón tiene una órbita muy extraña, demasiado inclinada sobre el plano común (llamado la Eclíptica) en el cual orbitan al Sol los demás planetas; y, además, tiene una órbita tan elíptica que hay ocasiones en que Plutón (como en el presente y hasta 1999)5 no se encuentra más lejos, sino más cerca del Sol que Neptuno. De ahí que los astrónomos hayan especulado, ya desde su descubrimiento en 1930, sobre la posibilidad de que Plutón fuera en sus orígenes un satélite de otro planeta; la suposición habitual es la de que fue una luna de Neptuno que «por algún motivo» (a nadie se le ocurre cuál) se soltó de Neptuno y obtuvo una órbita independiente, aunque singular, alrededor del Sol. Y esto se ve confirmado en la antigua representación, pero con una diferencia significativa. En la representación sumeria, a Plutón no se le muestra junto a Neptuno, sino entre Saturno y Urano. Y los textos cosmológicos sumerios, de los cuales trataremos en profundidad, dicen que Plutón fue un satélite de Saturno que se soltó para, poco a poco, alcanzar su propio «destino», su órbita independiente alrededor del Sol. La explicación de la antigüedad referente al origen de Plutón no sólo revela unos conocimientos basados en hechos reales, sino que también muestra una elevada sofisticación en materias celestes. Supone una elevada comprensión de las fuerzas complejas que dieron su forma al Sistema Solar, así como el desarrollo de unas teorías astrofísicas por las cuales una luna se pudiera convertir en un planeta o un planeta pudiera terminar siendo una luna. Según la cosmogonía sumeria, a Plutón le ocurrió esto; y nuestra Luna, que estaba en proceso de convertirse en un planeta independiente, terminó como satélite nuestro a causa de determinados acontecimientos celestes. 5. (N. del T.) \ No hay que olvidar que el libro fue escrito con anterioridad a octubre de 1990. • 27 Pero los astrónomos modernos dejaron la especulación para pasar a la convicción de que tales procesos tuvieron lugar en nuestro Sistema Solar después de que las observaciones de las naves espaciales Pioneer y Voyager determinaran en la última década que Titán, la luna más grande de Saturno, fue un planeta que no llegó a culminar su despegue del gigante anillado. Y los descubrimientos en Neptuno reforzaron la especulación opuesta en lo referente a Tritón, la luna de Neptuno, que es sólo 650 kilómetros más pequeña en diámetro que nuestra Luna. Su peculiar órbita, su vulcanismo y otros detalles particulares han sugerido a los científicos del JPL lo que el científico jefe del proyecto «Voyager», Edward Stone, expresó del siguiente modo: «Tritón pudo ser un objeto que estuvo navegando por el Sistema Solar durante varios miles de millones de años, hasta que se acercó demasiado a Neptuno, cayó bajo su campo gravitatorio y comenzó a orbitar al planeta». ¿Acaso está muy lejos esta hipótesis de la idea sumeria de que las lunas planetarias se podían convertir en planetas, que podían cambiar posiciones celestes o que no llegaran a alcanzar una órbita independiente? Ciertamente, a medida que vayamos exponiendo la cosmogonía sumeria, irá quedando claro que muchos de los descubrimientos modernos no sólo son meros redescubrimientos de conocimientos de la antigüedad, sino que, además, estos conocimientos antiguos siguen ofreciendo explicaciones para muchos fenómenos que la ciencia moderna ni siquiera ha llegado a entender. Pero antes de todo esto, antes de que se presente el resto de las evidencias que sustentan esta afirmación, es inevitable que se plantee una pregunta: ¿cómo pudieron saber todo eso los sumerios hace tanto tiempo, en los albores de la civilización? La respuesta se halla en la segunda diferencia que existe entre la representación sumeria del Sistema Solar y lo que sabemos actualmente de éste. Y es la inclusión de un gran planeta en el espacio vacío entre Marte y Júpiter. Nosotros no tenemos constancia de que haya ningún planeta en ese lugar, pero los textos cosmológicos, astronómicos e históricos de los sumerios insisten en que existe un planeta más en nuestro Sistema Solar, su duodécimo miembro: el Sol, la Luna (que contaba como un cuerpo celeste por derecho propio, por razones expuestas en los textos) y diez, no nueve, planetas. El descubrimiento de este planeta en los textos sumerios, donde recibe el nombre de NIBIRU («Planeta del Cruce»), un planeta que ni es Marte ni Júpiter, como algunos expertos han debatido, sino otro planeta que 28 • pasa entre ellos cada

3.600 años, es lo que dio título a mi primer libro, El 12º Planeta, ese «duodécimo miembro» del Sistema Solar (aunque técnicamente, como planeta, sea el décimo). Los textos sumerios repiten insistentemente que fue desde ese planeta de donde los ANUNNAKI vinieron a la Tierra. Este término significa literalmente «Los Que del Cielo a la Tierra Vinieron». En la Biblia, se habla de ellos como de los Anakim, y en el capítulo 6 del Génesis se les llama también Nefilim, que en hebreo significa lo mismo: Los Que Han Bajado de los Cielos a la Tierra. Y, como anticipándose a nuestras preguntas, los sumerios nos dicen que fue de los Anunnaki de los que aprendieron todo lo que sabían. Así, los avanzados conocimientos que encontramos en los textos sumerios son, en efecto, conocimientos de los que estaban en posesión los Anunnaki que vinieron desde Nibiru; y la suya debió ser una civilización muy avanzada, puesto que, según mis conjeturas sobre los textos sumerios, los Anunnaki llegaron a la Tierra hace unos 445.000 años. Ya entonces podían viajar por el espacio. La enorme órbita elíptica de su planeta hizo un lazo (ésta es la traducción exacta del término sumerio) en torno a los planetas exteriores, convirtiéndolo en un observatorio móvil desde el cual los Anunnaki podían investigar todos esos planetas. No es de extrañar pues que lo que estamos conociendo ahora ya fuera conocido en tiempos de los sumerios. Pero ¿por qué alguien se iba a molestar en venir a esta motita de materia a la que llamamos Tierra, no por accidente, no por casualidad, no una vez, sino una y otra vez cada 3.600 años? Ésa es una pregunta a la cual dan respuesta los textos sumerios. En su planeta, Nibiru, los Anunnaki/Nefilim se tuvieron que enfrentar a una situación que nosotros, en la Tierra, puede que tengamos que afrontar en breve: el deterioro ecológico estaba haciendo cada vez más difícil la vida en el planeta. Era necesario proteger su cada vez más débil atmósfera, y la única solución parecía ser la de suspender partículas de oro en sus capas más altas, a modo de escudo. (Las ventanillas de las naves espaciales norteamericanas, por ejemplo, están cubiertas con una fina capa de oro para proteger a los astronautas de las radiaciones.) Los Anunnaki descubrieron este raro metal en lo que ellos llamaban el Séptimo Planeta (contando desde fuera hacia dentro), y lanzaron la Misión Tierra con el fin de obtenerlo. Al principio, intentaron conseguirlo sin esfuerzo en las aguas del Golfo Pérsico; pero esta idea fracasó y, entonces, se embarcaron en unas durísimas operaciones de minería en el sudeste de África. • 29 Hace unos 300.000 años, los Anunnaki asignados a las minas de África se amotinaron. Fue entonces cuando el científico jefe y la oficial médico jefe de los Anunnaki utilizaron la manipulación genética y las técnicas de fertilización in-vitro para crear «trabajadores primitivos», los primeros Homo sapiens, con el fin de que se encargaran del extenuante trabajo de las minas de oro. En El 12º Planeta, se trata extensamente de los textos sumerios donde se nos cuentan todos estos acontecimientos y de su versión condensada en el Libro del Génesis. Pero los aspectos científicos de estos avances y de las técnicas que emplearon los

Anunnaki constituyen el tema de este libro. Tal como se mostrará, la ciencia moderna está dejando un asombroso reguero de avances científicos, pero el camino hacia el futuro está repleto de indicadores, de conocimientos y de avances del pasado. Los Anunnaki estaban ahí desde mucho antes y, cuando las relaciones entre ellos y los seres que habían creado cambiaron, cuando decidieron darle la civilización a la humanidad, nos impartieron algunos de sus conocimientos y la capacidad para realizar nuestros propios avances científicos. Entre los avances científicos de los que hablaremos en los siguientes capítulos, se hallarán las cada vez mayores evidencias sobre la existencia de Nibiru. Si no fuera por El 12º Planeta, el descubrimiento de Nibiru sería un gran acontecimiento astronómico, pero no más importante en nuestra vida cotidiana que, pongamos, el descubrimiento de Plutón en 1930. Fue agradable saber que el Sistema Solar tenía un planeta más «ahí afuera», y sería igualmente gratificante confirmar que la cuenta planetaria no es de nueve, sino de diez planetas; esto sería especialmente confortante para los astrólogos, que necesitan doce cuerpos celestes, y no sólo once, para sus doce casas del zodiaco. Pero tras la publicación de El 12º Planeta y de las evidencias que se plantean en él (que no han sido refutadas desde su primera edición, en 1976), y con las evidencias aportadas desde entonces por los avances científicos, el descubrimiento de Nibiru ya no puede ser una cuestión que tenga que ver sólo con los libros de texto de astronomía. Si lo que yo escribí en ese libro es así, es decir, si los sumerios estaban en lo cierto en lo que dejaron registrado, el descubrimiento de Nibiru no sólo iba a significar que hay un planeta más «ahí afuera», sino que hay vida «ahí afuera». Además, confirmaría que hay seres inteligentes ahí afuera, personas tan avanzadas que, hace casi medio millón de años, podían viajar por el espacio; personas que iban y venían entre su planeta y la Tierra cada 3.600 años.

30 • Lo que puede provocar una sacudida en los órdenes político, religioso, social, económico y

militar existentes en la Tierra es quién está ahí afuera, en Nibiru, y no sólo su existencia. La cuestión no estriba en sí tendrá repercusiones el descubrimiento de Nibiru, sino en qué repercusiones tendrá. Y ésta es una pregunta que, se crea o no, ya está siendo ponderada. MINERÍA DE ORO... ¿DESDE CUÁNDO? ¿Existen evidencias de que haya habido minería en el sur de África durante la Edad de Piedra? Los estudios arqueológicos indican que sí que la hubo. Al darse cuenta de que los emplazamientos de antiguas minas abandonadas podían indicar dónde encontrar oro, la principal empresa minera de Sudáfrica, la Anglo-American Corporation, contrató arqueólogos en la década de 1970 con el fin de localizar estas minas de la antigüedad. Entre los informes publicados (en el boletín de la empresa, Óptima), se detalla el descubrimiento en Suazilandia y en otros lugares de Sudáfrica de extensas áreas mineras con pozos de hasta 15 metros de profundidad. Los objetos de piedra y los restos de carbón permitieron datar a tres de aquellos lugares en los alrededores del

35000 a.C, 46000 a.C. y 60000 a.C. Los arqueólogos, y los antropólogos que se les unieron en la datación de los hallazgos, llegaron a la conclusión de que la tecnología minera se utilizó en el sur de África «durante gran parte del período posterior al 100000 a.C.» En septiembre de 1988, un equipo internacional de físicos llegó a Sudáfrica para verificar la edad de los hábitats humanos en Suazilandia y Zululandia. Las técnicas más modernas indicaron una edad de entre 80.000 y 115.000 años. Respecto a las minas de oro más antiguas de Monotapa, en el sur de Zimbabue, las leyendas zulúes sostienen que en ellas trabajaron «esclavos de carne y sangre creados artificialmente por el Primer Pueblo». Estos esclavos, dicen las leyendas zulúes, «entablaron combate con el Hombre-Simio» cuando «la gran estrella de la guerra apareció en el cielo» (véase Indaba My Children, del hombre-medicina zulú Credo Vusamazulu Mutwa) 31 LLEGÓ DEL ESPACIO EXTERIOR «Fue el [proyecto] Voyager el que nos hizo prestar atención a la importancia de las colisiones», reconoció Edward Stone, del California Institute of Technology (Caltech),6 científico jefe del programa Voyager. «Los choques cósmicos fueron potentes escultores del Sistema Solar.» Y lo mismo dejaron claro los sumerios, 6.000 años antes, pues como punto central de su cosmogonía, de su visión del mundo y de su religión tuvieron un acontecimiento catastrófico al que dieron por nombre la Batalla Celestial. Es un acontecimiento del cual se encuentran referencias en diversos textos, himnos y proverbios sumeríos, al igual que en algunos libros de la Biblia, como los de los Salmos, Proverbios, Job y otros. Pero los sumerios describieron este acontecimiento con todo detalle, paso a paso, en un largo texto que precisó de siete tablillas. Del original sumerio sólo se han encontrado fragmentos y citas; el texto más completo nos ha llegado en acá-dio, la lengua de los asirios y los babilonios, que sucedieron a los sumerios en Mesopotamia. Este texto trata de la formación del Sistema Solar antes de la Batalla Celestial, así como de la naturaleza, las causas y las consecuencias de tan terrorífica colisión. Y, con una simple premisa cosmogónica, explica enigmas que todavía desconciertan a nuestros astrónomos y astrofísicos. Pero lo que aún es más importante: cada vez que estos científicos modernos aparecen con una respuesta satisfactoria, ¡da la casualidad de que encaja con la explicación sumeria y la corrobora! Hasta los descubrimientos del Voyager, la visión científica imperante consideraba que el Sistema Solar había tomado la forma en la 6. (N. del T.): Instituto de Tecnología de California. 32 • cual lo vemos hoy en día poco después de su origen, conformado por las leyes inmutables de movimientos celestes y por la fuerza de la gravedad. Había habido chiflados, con toda seguridad meteoritos, que habían llegado de algún otro lugar para colisionar con los miembros estables del Sistema Solar, marcándolos con cráteres, y cometas que pasaban zumbando en órbitas muy alargadas, apareciendo de pronto y desapareciendo en la nada. Pero se suponía que estos casos de escombros siderales se remontaban a los inicios del Sistema

Solar, hace unos 4.500 millones de años, y que eran trozos de materia planetaria que no habían conseguido adherirse a los planetas, a sus lunas o a sus anillos. Un poco más desconcertante resultaba el cinturón de asteroides, una franja de rocas que forma una cadena orbital entre Marte y Júpiter. Según la ley de Bode, una regla empírica que explica por qué los planetas se formaron donde se formaron, debió de haber un planeta entre Marte y Júpiter de al menos dos veces el tamaño de la Tierra. ¿Acaso los escombros del cinturón de asteroides son los desechos de tal planeta? Una respuesta afirmativa se vería incomodada por dos problemas: la cantidad total de materia que hay en el cinturón de asteroides no conseguiría sumar la masa de tal planeta, y no existe una explicación plausible sobre qué pudo provocar la ruptura del hipotético planeta; y si hubo una colisión celeste, ¿cuándo, con qué y por qué? Los científicos no tienen respuestas. Tras el paso por Urano en 1986, se hizo inevitable aceptar que tuvo que haber una o más colisiones importantes en el Sistema Solar que cambiaron su forma inicial, tal como admitió el doctor Stone. Ya sabíamos que Urano estaba inclinado sobre su costado desde antes del encuentro del Voyager, gracias a los telescopios y a otros instrumentos. Pero ¿se conformó así desde un principio, o hubo alguna fuerza exterior (un encuentro o una fuerte colisión con otro gran cuerpo celeste) que provocara tal inclinación? La respuesta la proporcionaría el Voyager 2, en un examen más detenido de las lunas de Urano. El hecho de que estas lunas den vueltas alrededor del ecuador de Urano en su ladeada posición, formando, todos juntos, una especie de diana frente al Sol hizo que los científicos se preguntaran si esas lunas estaban ahí en el momento del acontecimiento que lo ladeó todo, o si se formaron después del acontecimiento, quizás a partir de la materia arrojada por la fuerza de la colisión que inclinó a Urano. La base teórica para la respuesta la enunció, entre otros, el doctor Christian Veilet, del Centre d'Études et des Recherches Geodyna-. 33 Fuente: Jet Propulsión Figura 7 miques de Francia,

7 antes del encuentro con Urano. Si las lunas se formaron al mismo tiempo que Urano, la «materia prima» celeste a partir de la cual se aglomeraron debió condensar los materiales más pesados y cercanos al planeta; así, las lunas interiores deberían estar compuestas de materiales más pesados y rocosos, y de finas capas de hielo, mientras que las lunas exteriores tendrían una combinación de materiales más ligeros (más agua y hielo, y menos rocas). Por el mismo principio de distribución de material en el Sistema Solar (una mayor proporción de materiales pesados más cerca del Sol y más materiales ligeros -en estado «gaseoso»- cuanto más lejos), las lunas de Urano deberían ser proporcionalmente más ligeras que las lunas de Saturno, por estar aquél más lejos del Sol que éste. Pero los hallazgos revelaron todo lo contrario de lo que se esperaba. En el amplio resumen de informes sobre el encuentro con Urano, publicado por Science con fecha 4 de julio de 1986, un equipo de 40 científicos llegó a la conclusión de que las densidades de las lunas de Urano (salvo

Miranda) «son significativamente más pesadas que las de los gélidos satélites de Saturno». Del mismo modo, los da- 7. (N. del T.): Centro de Estudios y de Investigaciones Geodinámicas. 34 • tos del Voyager 2 demostraron (de nuevo, en contra de lo que «debería haber sido») que las dos lunas interiores más grandes de Urano, Ariel y Umbriel tienen una composición más ligera (gruesas capas de hielo; pequeños núcleos de roca) que las lunas exteriores Titania y Oberon, compuestas en su mayor parte por pesado material rocoso y finas capas de hielo. Los hallazgos del Voyager 2 no fueron las únicas pistas que sugirieron que las lunas de Urano no se habían formado al mismo tiempo que el planeta en sí, sino algún tiempo después, en circunstancias inusuales. Otro descubrimiento que desconcertó a los científicos fue que los anillos de Urano eran negros como la boca del lobo, «más negros que el carbón», y que estaban compuestos presumiblemente por «material rico en carbono, una especie de alquitrán primordial llegado del espacio exterior» (el énfasis es mío). Estos oscuros anillos, combados, ladeados, y «extraordinariamente elípticos», eran bastante diferentes de los simétricos brazaletes de partículas de hielo que circundan Saturno. Negras como la boca del lobo eran también las seis pequeñas lunas descubiertas en Urano, algunas de las cuales hacían el papel de «pastoras» en los anillos. La conclusión obvia fue que los anillos y estas lunas se formaron con los cascotes de un «violento acontecimiento del pasado de Urano». El científico adjunto del proyecto en el JPL, Ellis Miner, lo expresó de forma muy sencilla: «Es muy probable que llegara un intruso desde fuera del sistema de Urano y chocara con lo que debió de ser una luna grande, con la fuerza suficiente como para fracturarla». Pero la teoría de una catastrófica colisión celeste, como el acontecimiento que podría explicar todos los fenómenos extraños de Urano, de sus lunas y de sus anillos, se vio potenciada con el descubrimiento de que los cascotes negros que forman los anillos de Urano circundan al planeta cada ocho horas, una velocidad que es dos veces la velocidad de revolución del propio planeta sobre su eje. Y esto plantea la pregunta siguiente: ¿cómo se les confirió tanta velocidad a los cascotes de los anillos? Basándose en todos los datos precedentes, emergió la probabilidad de una colisión sideral como la única respuesta plausible. «Existen grandes posibilidades de que las condiciones de formación de los satélites se vieran afectadas por el acontecimiento que provocó la notable oblicuidad de Urano», declaró el equipo de cuarenta científicos. En palabras más sencillas, estaban queriendo decir que era sumamente probable que las lunas en cuestión se crearan como con-. 35 secuencia de la colisión que volcó a Urano sobre su costado. Pero los científicos de la NASA fueron aún más audaces en sus conferencias de prensa. «Eso pudo hacerlo una colisión con algo del tamaño de la Tierra que viajara a alrededor de 65.000 kilómetros por hora», dijeron, especulando que probablemente tuvo lugar hace unos cuatro mil millones de años. El astrónomo Garry Hunt, del Imperial College de Londres, lo resumió con nueve palabras: «Urano se llevó un golpe descomunal en sus principios». Pero ni en las ruedas de prensa ni en los largos informes escritos se hizo intento alguno por sugerir qué había sido ese «algo», de dónde había venido y cómo fue que colisionó, o golpeó, con Urano. Para estas respuestas, tendremos que volver a los sumerios... Antes de que volvamos desde los conocimientos obtenidos a finales de los setenta y a lo largo de los ochenta hasta lo que se sabía 6.000 años atrás, conviene que echemos un vistazo a un aspecto más del rompecabezas: ¿son las extrañezas de Neptuno el resultado de colisiones, o «choques», que nada tuvieron que ver con los de Urano, o fueron todos el resultado de un único acontecimiento catastrófico que afectó a todos los planetas exteriores? Antes de que el Voyager2 pasara junto a Neptuno, se creía que el planeta tenía sólo dos satélites: Nereo y Tritón. Se descubrió que Nereo tenía una órbita de lo más peculiar: estaba extrañamente inclinado con respecto al plano ecuatorial del planeta (hasta 28 grados) y era sumamente excéntrico, pues no órbita al planeta con un recorrido casi circular, sino con un recorrido muy alargado, que lo aleja hasta casi diez millones de kilómetros de Neptuno y lo trae en su fase más cercana hasta un millón y medio de kilómetros del planeta. Nereo, aunque de un tamaño que, por las reglas de la formación de los planetas, debería ser esférico, tiene una extraña forma, como un buñuelo torcido. Es brillante por un lado y negro como el carbón por el otro. Todas estas peculiaridades han llevado a Martha W. Schaefer y a Bradley E. Schaefer, en un importante estudio sobre el tema publicado en la revista Nature (2 de junio de 1987), a la conclusión de que «Nereo se aglomeró hasta convertirse en satélite alrededor de Neptuno o de otro planeta, y que tanto éste como Tritón fueron golpeados por algún gran cuerpo o planeta, con lo que adquirieron tan peculiares órbitas». Y Brad Schaefer añadió: «Imaginen un tiempo en que Neptuno tuviera un sistema de satélites normal, como el de Júpiter o el de Saturno; 36 y que, luego, entrara en el sistema un cuerpo enorme y lo trastocara todo». El material oscuro que aparece en una de las caras de Nereo se podría explicar de alguna de las dos maneras posibles, pero ambas requieren de una colisión en la situación hipotética. O bien un impacto en uno de los lados del satélite barrió la capa superficial más oscura, dejando al descubierto materiales más luminosos por debajo de la superficie, o bien la materia oscura pertenecía al cuerpo que impactó y «se esparció en uno de los lados de Nereo». Esta última posibilidad es la más plausible, a tenor de lo que sugiere el descubrimiento, anunciado por el equipo del JPL el 29 de agosto de 1989, de que todos los satélites recién descubiertos por el Voyager 2 en Neptuno (seis más) «son muy oscuros» y «todos tienen formas irregulares», incluso el satélite designado como 1989N1, cuyo tamaño normalmente lo habría hecho esférico. Las teorías referentes a Tritón y a su órbita alrededor de Neptuno, alargada y retrógrada (en dirección de las manecillas del reloj), también invocan una colisión. En vísperas del encuentro del Voyager 2 con Neptuno, un equipo de científicos del Caltech (P.

Goldberg, N Murray, P. Y. Longaretti y D. Banfield) postulaba en la prestigiosa revista Science: «Tritón fue capturado desde una órbita heliocéntrica», es decir, desde una órbita alrededor del Sol, «como resultado de una colisión con lo que entonces era uno de los satélites originales de Neptuno». En esta situación hipotética, el pequeño satélite de Neptuno «debió ser devorado por Tritón», pero la fuerza de la colisión debió ser tal que disipó la suficiente energía orbital de Tritón como para ralentizarlo y ser capturado por la gravedad de Neptuno. La otra teoría, según la cual Tritón fue desde sus orígenes un satélite de Neptuno, se demostró defectuosa en este estudio, e incapaz de soportar un análisis crítico. Los datos recogidos por el Voyager 2 a su paso por Tritón dieron soporte a esta conclusión teórica. También mostraron estar de acuerdo con otros estudios (como el de David Stevenson, del Caltech) que indicaban que el calor interno de Tritón y sus características de superficie se podían explicar únicamente mediante una colisión en la cual Tritón hubiese sido capturado por la gravedad de Neptuno. «Pero ¿de dónde vinieron los cuerpos que impactaron?», se preguntaba retóricamente Gene Shoemaker, uno de los científicos de la NASA, en el programa de televisión NOVA. Pero la pregunta quedó sin respuesta. Y tampoco se dio respuesta a la pregunta de si los cata- • 37 clismos en Urano y en Neptuno fueron dos aspectos de un único acontecimiento o fueron incidentes inconexos. Resulta gratificante, por no calificarlo de irónico, encontrar las respuestas a todos estos enigmas en los antiguos textos sumerios, y que todos los datos descubiertos o confirmados por el proyecto Voyager sostengan y corroboren las informaciones sumerias, así como la presentación y la interpretación que yo hiciera de ellas en El 12º Planeta. Los textos sumerios hablan de un único acontecimiento, pero amplio. Estos textos explican más de lo que los astrónomos modernos han estado intentando explicar en lo referente a los planetas exteriores. Pero los textos antiguos también explican materias más cercanas, como las del origen de la Tierra, la Luna, el cinturón de asteroides y los cometas. Luego, los textos pasan a contar un relato que combina el credo de los creacionistas con la teoría de la evolución, un relato que ofrece una explicación más adecuada que las que ofrece cualquier teoría moderna sobre lo que sucedió en la Tierra y sobre el modo en que vinieron a ser el hombre y la civilización. Todo comenzó, según los textos sumerios, cuando el Sistema Solar aún era joven. El Sol (APSU en los textos sumerios, que significa «El Que Existe desde el Principio»), su pequeño acompañante MUM. MU («El Que Nació», nuestro Mercurio) y, un poco más allá, TI. AMAT («Doncella de la Vida») fueron los primeros miembros del Sistema Solar; éste se expandió gradualmente con el nacimiento de tres parejas planetarias: los planetas que llamamos Venus y Marte, entre Mummu y Tiamat; la pareja gigante Júpiter y Saturno (por utilizar sus nombres modernos), más allá de Tiamat; y Urano y Neptuno, aún más lejos. En este Sistema Solar original, todavía inestable poco después de su formación (estimo que pudo ser hace cuatro mil millones de años), apareció un Invasor. Los sumerios le llamaron NIBIRU; los babilonios lo rebautizaron como Marduk, en honor a su dios nacional. Apareció desde el espacio exterior, desde «lo Profundo», tal como lo dice en los textos antiguos. Pero, con su aproximación a los planetas exteriores del Sistema Solar, comenzó a verse atraído hacia su interior. El primer planeta exterior en atraer a Nibiru con su campo gravitatorio fue Neptuno, E.A en sumerio («Aquel Cuya Casa Es el Agua»). «El que lo suscitó fue Ea», dice el texto antiguo. Ciertamente, Nibiru/Marduk era digno de contemplar; atractivo, 38 brillante, noble o señorial son algunos de los adjetivos que utilizaron para describirlo. Chispas y relámpagos salían de él hacia Neptuno y Urano a medida que pasaba junto a ellos. Pudo llegar con sus propios satélites orbitándole, o pudo quitárselos a los planetas exteriores como consecuencia de su atracción gravitatoria. El texto antiguo habla de sus «miembros perfectos... difíciles de percibir»: «cuatro eran sus ojos, cuatro sus oídos».. Al Principio: Sol, Mercurio, Tiamat O ISOL (Apsui

MERCURIO (Mummu) O I** ¡i. Aparecen los Planetas Interiores - «los dioses en medio» TIAMAT MARTE (Lahmu) VENUS (Lahamu) O MARTE (Lahmu) VENUS (Lahamu) MERCURIO (Mummu) •IV. Los dos últimos planetas se añaden -iguales entre sí NEPTUNO (Ea) TIAMAT /"""* JÚPITER (Kishar) O L MERCURIO (Mummu). Se crean los SHAR -los planetas gigantes-, junto JSOL (Apsujf - con su emisario SATURNO (Anshar) Q PLUTÓN (Gaga) MERCURIO (Mummu) JÚPITER (Kishar) TE (Lahmu) VENUS (Lahamu) \J SATURNO (Anshar) o URANO (Anu) PLUTÓN (Gaga) Figura 8 • 39 Cuando pasó por las cercanías de Ea/Neptuno, a Nibiru/Marduk le salió una protuberancia en el costado, «como si tuviera una segunda cabeza». ¿Se separaría esa protuberancia, convirtiéndose en Tritón, la luna de Neptuno? Un detalle que nos lleva a sospecharlo seriamente es el hecho de que Nibiru/Marduk entrara en el Sistema Solar con una órbita retrógrada (en el sentido de las agujas del reloj), al revés que todos los demás planetas (Fig. 9). Sólo este detalle sume-rio, según el cual el planeta invasor se movía en contra del movimiento orbital de todos los demás planetas, puede explicar el movimiento retrógrado de Tritón, las órbitas extremadamente elípticas de otros satélites y cometas, y el resto de los acontecimientos importantes que todavía tenemos que abordar. Cuando Nibiru/Marduk pasó junto a Anu /Urano, se crearon más satélites. Al describir este tránsito por Urano, el texto dice que «Anu sacó y engendró a los cuatro vientos», una referencia tan clara como sería posible esperar a las cuatro lunas principales de Urano que, según sabemos ahora, se formaron durante la colisión que ladeó a Urano. Al mismo tiempo, nos enteramos en un pasaje posterior del mismo texto que Nibiru/Marduk obtuvo tres satélites como consecuencia de este encuentro. Aunque, tras su captura en órbita solar, los textos sumerios nos dicen que Nibiru/Marduk volvió a visitar los planetas exteriores conformándolos poco a poco hasta el sistema que conocemos hoy en día, aquel primer encuentro nos da la explicación de los enigmas a los que se enfrentaba y todavía se enfrenta la astronomía moderna respecto a Neptuno, Urano, sus lunas y sus anillos. Tras pasar junto a Neptuno y Urano, Nibiru/Marduk siguió introduciéndose en mitad del sistema planetario, al ser atraído por los inmensos campos gravitatorios de Saturno (AN. SHAR, «Primero de los Cielos») y Júpiter (KI. SHAR, «Primero de las Tierras Firmes»). Cuando Nibiru/ Marduk «se aproximó y se puso como en combate» cerca de Anshar/Saturno, los dos planetas «se besaron los labios». Fue entonces cuando el «destino», el recorrido orbital, de Nibiru/ Marduk cambió para siempre. Fue también entonces cuando el principal satélite de Saturno, GA.GA (con el tiempo, Plutón), se alejó en dirección a Marte y Venus, una dirección posible únicamente merced a la fuerza retrógrada de Nibiru/Marduk. Haciendo una enorme órbita elíptica, Gaga volvería con el tiempo a los suburbios del Sistema Solar. Allí, se «dirigió» a Neptuno y Urano al pasar sus órbitas en el vaivén. Fue el comienzo del proceso por el cual Gaga se convertiría en 40 Plutón, con su peculiar órbita inclinada que, en ocasiones, lo introduce entre Neptuno y Urano. El nuevo «destino», o recorrido orbital, de Nibiru/Marduk le llevaba ahora irrevocablemente hacia el antiguo planeta Tiamat. En aquellos tiempos, relativamente tempranos en la formación del Sistema Solar, éste estaba marcado por la inestabilidad, en especial (según nos dice el texto) en la región de Tiamat. Mientras los planetas más cercanos estaban todavía bamboleándose en sus órbitas, Tiamat era atraída en muchas direcciones, por parte de los dos gigantes que había más allá de ella, y por parte de los dos pequeños planetas que había entre ella y el Sol. Una consecuencia de ello había sido la expulsión de sí, o la reunión a su alrededor, de una «hueste» de satélites «furiosos y coléricos», en el lenguaje poético del texto (al cual los expertos llaman La Epopeya de la Creación). Estos satélites, «monstruos rugientes», estaban «revestidos de terror» y «coronados de aureolas», dando vueltas furiosos y trazando sus órbitas como si fueran «dioses celestiales» (planetas). Pero el más peligroso para la estabilidad o la seguridad del resto de planetas era el «líder de la hueste» de Tiamat, un gran satélite que había crecido hasta alcanzar casi el tamaño de un planeta, y que estaba a punto de obtener un «destino» independiente (su propia órbita alrededor del Sol). Tiamat «le lanzó un conjuro, para que se sentara. 41 entre los dioses celestiales, lo exaltó». En sumerio, recibió el nombre de KIN.GU, «Gran Emisario». Después, el texto levanta el telón del inminente drama; lo he narrado, paso por paso, en El 12º Planeta. Al igual que en una tragedia griega, la subsiguiente «batalla celestial» fue inevitable, pues las fuerzas gravitacionales y magnéticas entraron en juego inexorablemente, llevando a la colisión entre el recién llegado Nibiru/Marduk, con sus siete satélites («vientos» en el texto antiguo), y Tiamat y su «hueste» de once satélites, encabezados por Kingu. Aunque llevaban rumbo de colisión, Tiamat orbitando en dirección contraria a las agujas del reloj y Nibiru/Marduk en la dirección de las manecillas del reloj, los planetas no llegaron a chocar, algo que constituye un hecho de importancia cardinal en lo astronómico. Fueron los satélites, o «vientos» (significado literal sumerio: «Los que están al lado») de Nibiru/Marduk los que se estrellaron contra Tiamat y chocaron con sus satélites. En el primero de estos encuentros, la primera fase de la Batalla Celestial: Los cuatro vientos apostó para que nada de ella pudiera escapar: el Viento Sur, el Viento Norte, el Viento Este, el Viento Oeste. Estrechó la red junto a él, el regalo de su abuelo Anu, que había sacado el Viento del Mal, el Torbellino y el Huracán... Envió los vientos que había creado, los siete; para turbar a Tiamat se elevaron tras él. Estos «vientos», o satélites, de Nibiru/Marduk, «los siete», fueron las principales «armas» con las que fue atacada Tiamat cn la primera fase de la Batalla Celestial. Pero el planeta invasor tenía además otras «armas»: Delante de él puso el rayo, con una llama abrasadora colmó su cuerpo; después, hizo una red para envolver a Tiamat... se rodeó la cabeza con un terrorífico halo, se embozó en el manto de un impresionante terror. 42 •Cuando los dos planetas y sus ejércitos de satélites estuvieron lo suficientemente cerca para que Nibiru/Marduk pudiera «explorar el interior de Tiamat» y «percibir los planes de Kingu», Nibiru/Marduk atacó a Tiamat con su «red» (¿campo magnético?) para «envolverla», disparándole gigantescos rayos al viejo planeta («rayos divinos»). Tiamat «se colmó de resplandor», ralentizándose, calentándose, «se dilató». Amplias brechas se abrieron en su corteza, quizás emitiendo vapor y materias volcánicas. Luego, en una amplia fisura, Nibiru/ Marduk lanzó a uno de sus grandes satélites, el llamado «Viento del Mal». Éste le abrió «el vientre» a Tiamat, «le atravesó las entrañas y le partió el corazón». Además de resquebrajar a Tiamat y «extinguirle la vida», el primer encuentro selló el destino de las lunas que la orbitaban, todas salvo el planetario Kingu. Cautivos en la «red» (la atracción magnética y gravitatoria) de Nibiru/Marduk, los miembros de la «banda de Tiamat», «hechos añicos, despedazados», fueron arrojados de sus anteriores rumbos y forzados a seguir nuevas órbitas en dirección opuesta: «Temblando de miedo, volvieron sus espaldas». TIAMAT • (\ O Kingu • 43 Así se crearon los cometas. Así, nos dice este texto con 6.000 años de antigüedad, alcanzaron sus órbitas los cometas, órbitas enormemente elípticas y retrógradas. En cuanto a Kingu, el principal satélite de Tiamat, el texto nos dice que, en la primera fase de la colisión, a Kingu se le privó de su casi independiente órbita. Nibiru/Marduk le arrebató su «destino». Nibiru/Marduk convirtió a Kingu en DUG. GA. E, «una masa de arcilla sin vida», desprovista de atmósfera, de aguas y de material radiactivo, y disminuyó de tamaño; y «lo encadenó con grilletes», para que permaneciera en órbita de la malograda Tiamat. Después de vencer a Tiamat, Nibiru/Marduk zarpó con su nuevo «destino». El texto sumerio no deja lugar a dudas de que el antiguo invasor quedó en órbita alrededor del Sol: Cruzó los cielos e inspeccionó las regiones, y midió la vecindad deApsu; el Señor las dimensiones del

Apsu midió. Después de circundar al Sol (Apsu), Nibiru/Marduk se alejó en el espacio. Pero, ahora, cautivo para siempre en la órbita solar, tenía que volver. A su regreso, Ea/Neptuno estuvo allí para recibirle y Anshar/Saturno aclamó su victoria. Después, su nueva órbita le llevó de nuevo a la escena de la Batalla Celestial, «volvió hasta Tiamat, a la que había herido». El Señor se detuvo para ver su cuerpo sin vida. Dividir al monstruo astutamente planeó. Después, como un mejillón, la partió en dos. Y, con esta acción, la creación del «cielo» alcanzó su etapa final, con el inicio de la creación de la Tierra y la Luna. En primer lugar, los nuevos impactos partieron a Tiamat en dos mitades. El satélite de Nibiru/Marduk llamado Viento Norte impactó sobre la parte superior de Tiamat, sobre su «cráneo»; el golpe la llevó, y con ella a Kingu, «hasta lugares que habían sido desconocidos», es decir, a una nueva órbita donde no había existido ningún planeta antes. ¡Así se crearon la Tierra y la Luna! La otra mitad de Tiamat fue hecha pedazos por los impactos. Esta mitad, la inferior, su «cola», fue «repujada» hasta convertirla en un «brazalete» en los cielos: 44 • Ensamblando las piezas, como guardianes los posicionó... Curvó la cola de Tiamat hasta formar la Gran Banda como un brazalete. Así se creó «la Gran Banda», el cinturón de asteroides. Después de quitarse de en medio a Tiamat y a Kingu, Nibiru/ Marduk volvió a «cruzar los cielos e inspeccionar las regiones». Esta vez, centró su atención en la «Morada de Ea» (Neptuno), dándole a aquel planeta y a su gemelo, Urano, su constitución final. Según este antiguo texto, Nibiru/ Marduk también le dio a Gaga/Plutón su «destino» final, asignándole «un lugar oculto», es decir, una parte de los cielos hasta entonces desconocida. Estaba más allá de donde se hallaba Neptuno; se nos dice que estaba «en lo Profundo», en el espacio DESPUÉS* DELACOLISIÓN Figura 11 45 (ORGINAL exterior. Pero, como correspondía a su nueva posición como planeta más alejado del Sol, se le concedió un nuevo nombre: US.MI, «El Que Muestra el Camino», el primer planeta con el que uno se encontraría al entrar en el Sistema Solar, es decir, yendo desde el espacio exterior hacia el Sol. Así se creó Plutón, y se lo puso en la órbita que ahora mantiene. Así, habiendo «construido las estaciones» de los planetas, Nibiru/ Marduk hizo dos «domicilios» para sí mismo. Uno de ellos estaba en el «Firmamento», como se le llamaba también al cinturón de asteroides en los textos antiguos; el otro, mucho más lejos, «en lo Profundo», y se le llamó «Domicilio Grande/Distante», alias E. SHARRA («Domicilio/Hogar del Gobernante/Príncipe»). Los astrónomos modernos llaman a estas dos posiciones planetarias el perigeo (punto orbital más cercano al Sol) y el apogeo (el más lejano). Es una órbita que, tal como concluí por las evidencias acumuladas en El 12º Planeta, precisa de 3.600 años terrestres para su recorrido. Y así, el Invasor que llegó del espacio exterior se convirtió en el duodécimo miembro del Sistema Solar, un sistema constituido por el Sol en su centro, con su compañero de siempre, Mercurio, tres parejas antiguas (Venus y Marte, Júpiter y Saturno, Urano y Neptuno); la Tierra y la Luna, los restos de la gran

Tiamat, aunque en una posición nueva; Plutón, recientemente independizado; y el planeta que le dio a todo su forma final, Nibiru/Marduk. La astronomía moderna y los más recientes descubrimientos sostienen y corroboran este relato milenario. 46 • P LUT ÓN (Gaga) F i SOL (Apsu DUODÉCIMO PLANETA (Marduk) SATURNO (Anshar) URANO (Anu) NEPTUNO (Ea) CUANDO LA TIERRA AÚN NO SE HABÍA FORMADO En 1766, J. D. Titius propuso (y en 1772, Johann Elert Bode popularizó) lo que se llegaría a conocer como «ley de Bode», que dice que las distancias planetarias siguen, más o menos, la progresión 0, 2, 4, 8,16, etc., si se manipula esta fórmula multiplicando cada elemento por 3, sumándole 4 y dividiéndolo por 10. Utilizando como medida la unidad astronómica (UA), que es la distancia media entre la Tierra y el Sol, la fórmula indica que debió haber un planeta entre Marte y Júpiter (allí se encuentran ahora los asteroides) y un planeta más allá de Saturno (se descubrió Urano). La fórmula muestra derivaciones tolerables hasta que se llega a Urano, pero falla a partir de Neptuno. Planeta Distancia Ley de Bode (UA) Distancia Desviación Mercurio 0,387 0,400 3,4% Venus 0,723 0,700 3,2% Tierra 1,000 1,000 Marte 1,524 1,600 5,0% Asteroides 2,794 2,800 Júpiter 5,203 5,200 Saturno 9,539 10,000 4,8% Urano 19,182 19,600 2,1% Neptuno 30,058 38,800 36,3% Plutón 39,400 77,200 95,9% La ley de Bode, a la que se llegó empíricamente, utiliza de este modo la Tierra como punto de inicio aritmético. Pero, según la cosmogonía sumeria, al principio estaba Tiamat entre Marte y Júpiter, mientras que la Tierra aún no se había formado. El doctor Amnon Sitchin ha señalado que, si a la ley de Bode se le quitan sus mecanismos aritméticos y se le deja sólo la progresión geométrica, la fórmula funciona a la perfección si se omite a la Tierra, confirmando así la cosmogonía sumeria:

Planeta Distancia del Sol (millas) Proporción de Incremento

Mercurio 36.250.000 ___

Venus 67.200.000 1,85

Marte 141.700.000 2,10

Asteroides (T Amat) 260.400.000 1,84

Jupiter 484.000.000 1,86

Saturno 887.100.000 1,83

Urano 1.783.900.000 2,01 48 •